全国高职高专院校护理类专业规划教材

National Planning Textbook for Nursing Majors in Vocational and Technical College

临床护理实训指导

Clinical Nursing Training Guidance

主编 何宁 廖文玲 杨艳梅 张明雪

天津大学出版社
TIANJIN UNIVERSITY PRESS

图书在版编目（CIP）数据

临床护理实训指导 / 何宁等主编. -- 天津 : 天津大学出版社, 2024. 7. -- (全国高职高专院校护理类专业规划教材). -- ISBN 978-7-5618-7769-2

Ⅰ. R47

中国国家版本馆CIP数据核字第20241CC462号

临床护理实训指导
LINCHUANG HULI SHIXUN ZHIDAO

出版发行 天津大学出版社
地　　址 天津市卫津路92号天津大学内（邮编：300072）
电　　话 发行部：022-27403647
网　　址 www.tjupress.com.cn
印　　刷 北京虎彩文化传播有限公司
经　　销 全国各地新华书店
开　　本 787mm×1092mm　1/16
印　　张 14.25
字　　数 356千
版　　次 2024年7月第1版
印　　次 2024年7月第1次
定　　价 49.80元

编委会

主　编：何　宁　廖文玲　杨艳梅　张明雪

副主编：沈晓琴　李　岩　侯晓山　苏西越

编　者：王玉珮（随州职业技术学院）

王馨逸（随州职业技术学院）

毛　丹（随州职业技术学院）

毛娅玲（随州职业技术学院）

兰　青（随州职业技术学院）

冯　娟（随州职业技术学院）

叶海芳（随州职业技术学院）

李　岩（随州职业技术学院）

李宏霞（随州职业技术学院）

许玲丽（随州职业技术学院）

何　宁（随州职业技术学院）

何　博（随州职业技术学院）

杨艳梅（随州市妇幼保健院）

沈晓琴（随州职业技术学院）

余刘闯（随州职业技术学院）

苏西越（随州市曾都医院）

苏晓玲（随州职业技术学院）

贾雨玲（随州职业技术学院）

张媛媛（随州职业技术学院）

侯晓山（随州职业技术学院）

高　宇（随州职业技术学院）

徐　艳（随州职业技术学院）
徐美伦（随州职业技术学院）
钱艳萍（随州职业技术学院）
廖文玲（随州职业技术学院）
熊艳芬（随州职业技术学院）
张明雪（德州科技职业学院）
温晶晶（成都锦城学院）

前 言

《中华人民共和国职业教育法》以法律形式确定了职业教育是与普通教育具有同等重要地位的教育类型。党的二十大报告提出，建设现代化产业体系、全面推进乡村振兴、加快发展方式绿色转型，深入实施科教兴国战略、人才强国战略、创新驱动发展战略，并且再次强调“坚持教育优先发展”，这为推动职业教育高质量发展提供了强大动力。

作者团队立足新时代，面向新征程，根据《中华人民共和国职业教育法》和党的二十大以来国家新形势、新发展、新业态的要求，结合专业岗位的技能培养，按照教育部颁布的《高等职业学校有关专业教学标准》和《职业教育专业简介》的要求落实教材改革，由双师型教师、师德先进个人、企业相关领域的专家牵头，在征求行业专家及技术骨干、相关兄弟院校意见的基础上，采用项目化任务式相结合的形式编写本教材。本教材适用于高职高专护理、助产专业，是培养学生岗位核心能力的实训指导教材。

本教材按照“岗课赛证”融通的育人模式，融入临床护理实践新标准，对接国家级、省级护理技能大赛要求，紧扣护士执业资格考试大纲，以“突出核心技能、注重人文关怀”为原则，以培养学生职业能力、提高综合素养为核心，强化学生的实践运用能力。

本教材共设置七个模块，合计编写七十三项常用护理技术。每个任务均设立实训目标、实训用物、操作标准及技术要求、评分标准、注意事项五项内容，具有实训目标明确、操作流程清晰、评分标准可操作性强等特点，一方面有利于教师对学生的操作进行训练、指导和考核，另一方面可用于学生自练自测，确保技能考核有规范可依、有流程可循。本着知识、能力、创新、素质并用的原则，按照临床工作流程分解教学任务，加强学生临床基础理论、基本知识、基本技能的培养，提升学生的临床思维能力、动手能力、创新能力和人文关怀精神，实现学校教学和临床实习的无缝对接。

本教材由高职院校一线护理教师和临床护理专家共同编写，在此感谢每一位编者的辛勤劳动和精诚合作。编写过程中得到了天津大学出版社的大力支持和帮助，在此表示诚挚的感谢。由于编写时间及水平有限，书中难免有不足和疏漏之处，恳请广大师生、护理同人和读者批评指正。

编者

2024 年 3 月

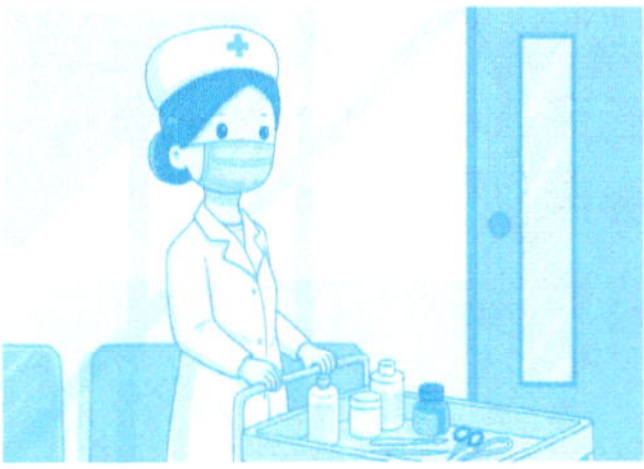

目 录

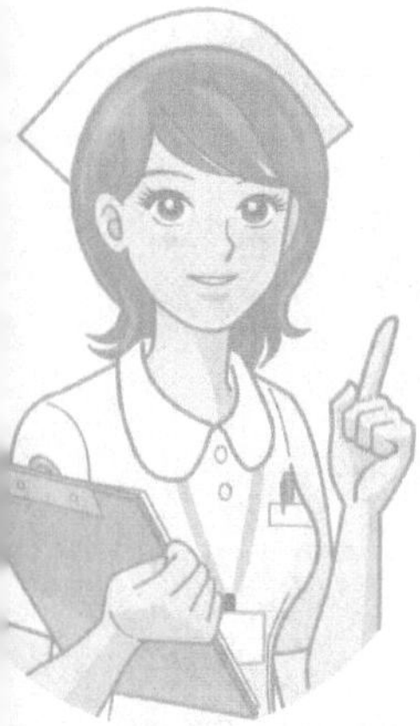

模块一 基础护理

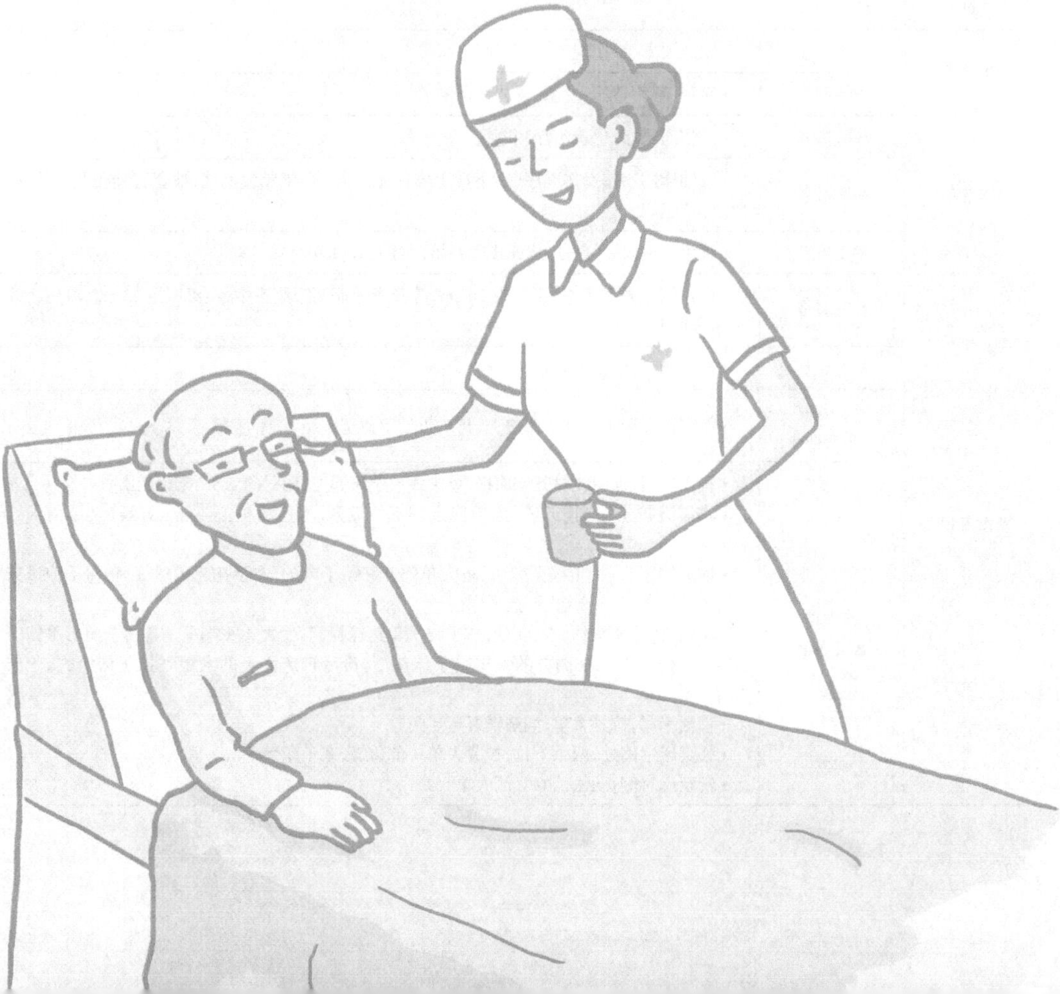

任务一　铺备用床

一、实训目标

1. 学会铺备用床的目的和操作步骤。
2. 严格遵守操作程序，过程完整、节时、节力。

二、实训用物

治疗车、床、床垫、棉胎或毛毯、枕芯、大单、被套、枕套。（必要时使用床褥、床褥罩）

三、操作标准及技术要求

操作目的：保持病房整洁，准备迎接新患者。

项目	项目内容	技术要求
素质要求	仪表举止	• 仪表大方，举止端庄，态度和蔼，面带微笑
	服装服饰	• 服装、鞋帽整洁，发型、着装符合要求
操作准备	环境准备	• 清洁通风、无患者治疗和进餐
	用物准备	• 将铺床用物按操作顺序（由下向上放置枕芯、枕套、棉胎或毛毯、被套、大单）叠好备齐，放于护理车上
	护士准备	• 洗手（七步洗手法）（从此步骤开始计时）、戴口罩
操作流程	移开桌椅	• 向左侧移开床旁桌，距床头 20 cm，移开床旁椅至床尾正中，距离床尾 15 cm，将用物放于床旁椅上
	检查床垫	• 检查床垫，根据需要翻转床垫
	铺床褥（必要时）	• 将床褥齐床头平放于床垫上，将对折处下拉至床尾，铺平床褥
	铺大单 ▲大单法	• 将大单横、纵中线对齐床面横、纵中线放于床褥上，同时向床头、床尾依次打开 • 将靠近护士一侧（近侧）大单向近侧下拉散开，将远离护士一侧（对侧）大单向远处散开 • 铺近侧床头：护士移至床头，将大单散开平铺于床头，右手托起床垫一角，左手伸过床头中线将大单折入床垫下，抚平床头 • 做角：在距床头约 30 cm 处，右手将大单边缘提起，使大单头端呈一等边三角形平铺于床面，再把位于床头侧方的大单塞于床垫下，最后将床面上的大单下拉于床沿，塞于床垫下 • 移至床尾，拉紧大单，同法铺好床尾角 • 移至床中间处，两手下拉，拉紧大单中部边缘，塞于床垫下 • 转至床对侧，同法铺好对侧大单

续表

项目	项目内容	技术要求
操作流程	▲床褥罩法	•将床褥罩横、纵中线对齐床面横、纵中线放于床褥上，依次将床褥罩打开 •同大单法铺床角的顺序分别将床褥罩套在床褥及床垫上
	铺被套	•将被套齐床头放置，开口端向床尾，中线与床中线对齐，从床头向床尾依次散开，将近侧被套向近侧床沿下拉散开，将远侧大单向远侧床沿散开，正面向上平铺于床上 •将被套尾部开口端的上层打开至1/3处
	铺棉被	•将"S"形折叠的棉胎放于被套尾端开口处，棉胎底边与被套开口边缘平齐 •套被套：拉棉胎上缘中部至被套被头中部，充实远侧棉胎角于被套顶角处，展开远侧棉胎，平铺于被套内 •充实近侧棉胎角于被套顶角处，展开近侧棉胎，平铺于被套内 •移至床尾中间处，一手持被套下层底边中点、棉胎底边中点、被套上层底边中点于一点，一手展平一侧棉胎；两手交换，展平另一侧棉胎，拉平盖被，至床尾逐层拉平棉胎，并拉被头距床头约10 cm，系好系带 •折被筒：护士移至左侧床头，将盖被边缘向内折叠与床沿平齐，尾端向下折叠与床垫平齐；转至对侧，同法折叠另一侧盖被
	套枕套	•将枕套套于枕芯外，四角充实，并横放于床头盖被上，开口端背门
	整理用物	•还原床旁桌、床旁椅 •推护理车离开病室 •处理用物
	洗手	•七步洗手法手，取口罩 •报告操作完毕（计时结束）
综合评价	规范熟练	•手法正确，动作轻稳，节力，省时 •操作熟练，在规定时间内完成
	关键环节	•各单中线对齐，四角方正、平整，被头充实，两边内折对称 •床铺平、展、紧、舒适、美观

四、评分标准

项目		要求	分值	得分	备注
素质要求（10分）		•服装、鞋帽整洁，仪表大方，举止端庄 •微笑服务、态度和蔼、语言恰当	5 5		
操作前准备（10分）	环境	•病房内无患者进餐或进行治疗	3		
	护士	•衣帽整洁、洗手、戴口罩	2		
	物品	•放置合理 •物品准备齐全	2 3		
操作流程（60分）	铺大单	•移开床旁桌椅 •翻床垫 •大单放置正确；正面向上 •中线正（偏斜>4 cm，计0分） •床头、床尾包紧 •床角整齐、美观 •铺单手法、顺序正确，外观平紧	2 2 4 4 4 8 6		

续表

项目		要求	分值	得分	备注
操作流程（60分）	套被套	•被套放置正确 •套被方法正确、内外无皱褶 •被头充实、平床头(空>3 cm,计0分) •被筒对称、中线正 •两侧被筒齐床沿,被尾内折齐床尾	4 8 4 6 4		
	套枕套	•角充实、中线正、平整 •枕头开口背门、平床头放置	2 2		
操作后（5分）	整理	•桌椅移回原位 •床单位整洁	2 1		
	记录	•洗手,记录	2		
评价（15分）	操作流程	•操作步骤流畅,动作轻巧,熟练,掌握节力原则 •床铺达到平紧、舒适、美观 •5 min内完成(每超30 s扣1分)	3 2 5		
	提问		5		
总分			100		

五、注意事项

1. 符合铺床的实用、耐用、舒适、安全的原则。

2. 床单中缝与床中线对齐,四角平整、紧扎;被头充实,盖被平整,两边内折对称;枕头平整、充实,开口背门。

3. 在患者进餐或治疗时暂停铺床。

4. 遵循节省体力的原则,避免过多的无效动作和来回走动。

（高宇）

任务二　铺麻醉床

一、实训目标

1. 熟练掌握铺麻醉床的目的、操作步骤,能根据患者病情合理放置橡胶单及布中单。

2. 严格遵守操作程序,过程完整、节时、节力。

二、实训用物

1. 床上用物：橡胶单 2 条、中单 2 条、棉胎或毛毯、枕芯、大单、被套、枕套。

2. 麻醉护理盘：①治疗巾内：开口器、舌钳、压舌板、牙垫、通气导管、一次性氧气导管、一次性吸痰管、无菌持物钳、无菌纱布；②治疗巾外：已消毒治疗碗、手电筒、无菌治疗巾、棉签、胶布、弯盘、护理记录单、笔。

3. 心电监护仪、输液架、吸痰装置、给氧装置等。

三、操作标准及技术要求

操作目的：便于接收和护理麻醉手术后的患者，使患者安全、舒适；避免床上用物被污染，便于更换。

项目	项目内容	技术要求
素质要求	仪表举止	•仪表大方，举止端庄，态度和蔼，面带微笑
	服装服饰	•服装、鞋帽整洁，发型、着装符合要求
操作准备	患者准备	•评估患者麻醉方式、手术部位（如：肺癌患者、全麻、开胸手术）
	环境准备	•病室内无患者治疗或进餐（口述） •床单位清洁，床垫符合病床要求
	用物准备	•检查床、床垫完整性 •用物准备齐全，物品折叠规范、整齐，放置顺序正确（由下向上放置枕芯、枕套、棉胎或毛毯、被套、中单、橡胶单、大单）
	护士准备	•修剪指甲、洗手、戴口罩 •了解患者诊断、病情、手术部位、麻醉种类、手术后需要的抢救或治疗物品等
操作流程	核对信息	•双人核对患者手术信息，洗手、戴口罩
	移开桌椅	•携用物至病床旁 •移开床旁桌，距床边 20 cm •床旁椅移至合适处，护理车放于床尾正中
	撤去用物	•撤去原有枕套、被套、大单等，放于护理车下层 •再次洗手
	铺近侧大单（同铺备用床）	•正面向上铺大单，中缝与床的中线对齐，分别向床头、床尾打开 •护士移至床头，将大单散开平铺于床头，右手托起床垫一角，左手伸过床头中线将大单折入床垫下，抚平床头 •在距床头约 30 cm 处，右手将大单边缘提起，使大单头端呈一等边三角形平铺于床面，再把位于床头侧方的大单塞于床垫下，最后将床面上的大单下拉于床沿，塞于床垫下 •移至床尾，拉紧大单，同法铺好床尾角 •移至床中间处，两手下拉，拉紧大单中部边缘，塞于床垫下
	铺近侧中单	•根据麻醉方式和手术部位按需要铺橡胶单和中单。若需要铺床中部和床头，则将一块橡胶单和中单铺于床中部，上缘距床头 45~55 cm，中线对齐平铺，下垂边缘一并塞入床垫下
		•另取一块橡胶单和中单铺于床头部，上缘与床垫平齐，中线对齐平铺，下垂边缘一并塞入床垫下

续表

项目	项目内容	技术要求
操作流程	铺对侧单	• 转至对侧,先铺床头、后铺床尾,铺好床角,将大单塞于床垫下 • 按照从下向上的顺序依次将中单边缘塞入床垫下 • 大单及中单平、整、紧,中线正
	套被套	• 将被套齐床头放置,开口端向床尾,中线于床中线对齐,从床头向床尾依次散开,将近侧被套向近侧床沿下拉散开,将远侧大单向远侧床沿散开,正面向上平铺于床上 • 将被套尾部开口端的上层打开至 1/3 处 • 将“S”形折叠的棉胎放于被套尾端开口处,棉胎底边与被套开口边缘平齐 • 套好被套:拉棉胎上缘中部至被套被头中部,充实远侧棉胎角于被套顶角处,展开远侧棉胎,平铺于被套内;充实近侧棉胎角于被套顶角处,展开近侧棉胎,平铺于被套内 • 至床尾逐层拉平棉胎,系好系带 • 盖被头平床头,盖被边缘向内折与床沿平齐,尾端向内折叠与床垫齐 • 转至对侧,同法折叠好另一侧盖被,被筒平整无皱褶 • 将盖被呈扇形三折于距门远侧之床边,边缘整齐,内外无皱褶
	套枕套	• 于床尾套好枕套,使枕套四角充实 • 系好系带 • 枕套开口背门,横立于床头
	整理用物	• 还原床旁桌,床旁椅放于盖被折叠侧
		麻醉护理盘放于床旁桌上,其他物品妥善放于床旁适当处
		• 处理用物
	洗手	• 洗手、取口罩(计时结束)
综合评价	熟练程度	• 程序正确,动作规范,操作熟练,手法轻稳 • 在规定时间内完成
	关键环节	• 运用节力原则,无多余往返,无零碎动作

四、评分标准

项目		要求	分值	得分	备注
素质要求 (10 分)		• 服装、鞋帽整洁,仪表大方,举止端庄 • 微笑服务、态度和蔼、语言恰当	5 5		
操作前准备 (10 分)	环境	• 病房内无患者进餐或进行治疗	3		
	护士	• 衣帽整洁、洗手、戴口罩	2		
	物品	• 放置合理 • 物品准备齐全	2 3		

续表

项目		要求	分值	得分	备注
操作流程（60分）	铺大单中单	•移开床旁桌椅	2		
		•翻床垫、洗手	2		
		•大单放置正确，正面向上	2		
		•中线正（偏斜>4 cm，计0分）	4		
		•床头、床尾包紧	4		
		•床角整齐、美观	8		
		•2条橡胶单、中单放置、铺法正确	4		
		•铺单手法、顺序正确，外观平紧、美观	5		
	套被套	•被套放置正确	3		
		•套被方法正确、内外无皱褶	4		
		•被头充实（空>3 cm，计0分）	2		
		•被筒对称、中线正	4		
		•两侧被筒齐床沿，被尾内折齐床尾	4		
		•被头距床头位置适合	3		
		•盖被三折叠于远门侧与床沿平齐	4		
	套枕套	•角充实、平整	3		
		•枕头开口背门、横立于床头、固定	2		
操作后（5分）	整理	•麻醉护理用物放置合理	1		
		•桌椅归原位、床单位整洁	2		
	记录	•洗手，记录	2		
评价（15分）	操作流程	•动作轻巧、准确、节力	2		
		•床铺达到平紧、舒适、美观	2		
		•环境安静、整洁	1		
		•操作时间<8 min（每超30 s扣1分）	5		
	提问		5		
总分			100		

五、注意事项

1. 同备用床。
2. 保证护理术后患者的用物齐全，使患者能及时得到抢救和护理。

（高宇）

任务三　卧床患者更换床单

一、实训目标

1. 熟练说出卧床患者更换床单的目的及用物。
2. 掌握卧床患者更换床单的注意事项。
3. 掌握卧床患者更换床单的操作步骤及使用节力原则。
4. 操作中关心、体贴患者，并和患者进行有效沟通。

二、实训用物

护理车上层：大单、中单、被套、枕套、床刷及床刷套、弯盘、速干手消毒剂，酌情准备清洁衣裤。

护理车下层：生活垃圾桶、医疗垃圾桶。

三、操作标准及技术要求

操作目的：保持患者床单位清洁干燥，使患者感到舒适；及时观察受压部位皮肤情况，预防压疮发生。

项目	项目内容	技术要求
素质要求	仪表举止	•仪表大方，举止端庄，态度和蔼，面带微笑
	服装服饰	•服装、鞋帽整洁，发型、着装符合要求
操作准备	患者准备	•评估患者病情、意识状态、自理能力、配合程度、皮肤及管道情况 •向患者解释该项操作的相关事项，征得患者同意，使之愿意合作（口述），必要时协助患者排便
	环境准备	•温湿度适宜、安静、整洁、周围无患者进行治疗或进餐。关闭门窗。必要时用屏风或窗帘遮挡患者（口述）
	用物准备	•检查物品完好齐全（口述） •物品摆放合理
	护士准备	•修剪指甲、仪表端庄大方，洗手、戴口罩

续表

项目	项目内容	技术要求
操作流程	核对解释	•携用物至患者床旁,核对患者床号、姓名 •解释并取得合作(口述)
	安置用物	•移开床旁桌距床 20 cm,床旁椅移于床旁桌旁,护理车放于床尾正中,距离床尾 20 cm 左右。酌情放平床头及床尾支架,拉起对侧床挡板
	松被置管	•松开床尾盖被,妥善固定患者导管,防止导管脱落或移位
	协助翻身	•一手托起患者头部,一手将枕头移向对侧,嘱患者双手交叉在胸前并协助移向对侧并侧卧,背向护士。观察皮肤受压情况
	更换床单	•从床头至床尾逐层松开近侧各层床单,将中单污染面向内翻卷塞入患者身下,扫净橡胶单后搭于患者身上,同法将大单塞入患者身下,扫净床上碎屑 •铺清洁大单:将清洁大单的中线和床中线对齐,将对侧半幅向内卷(正面朝里)塞入患者身下,近侧半幅大单按床头、床尾、中部顺序先后展开拉紧铺好 •铺中单:放平橡胶单,铺上清洁中单,对齐中线,将对侧中单向上卷塞入患者身下,将近侧橡胶单和中单一起拉平塞入床垫下 •移枕头至近侧,协助患者翻身平卧或侧卧于清洁大单上,拉起近侧床挡板 •撤污单:转至对侧,协助患者侧卧,背向护士。同法松开各层床单,撤污中单,卷好,放于污袋内 •扫净橡胶单上碎屑后搭于患者身上,撤污大单,分别从床头、床尾中间卷好,放于污物袋内 •铺床单:扫净床垫上碎屑,将床刷套取下,放入医疗垃圾桶内;从患者身下拉出清洁大单展开铺好,然后逐层拉平橡胶单与中单,塞入床垫下 •协助患者取舒适卧位,拉平衣裤
	更换被套	•将污被套展开,解开尾端系带,将棉胎近侧 1/3 纵形向上折叠,同法折叠对侧棉胎,手持棉胎前端,呈"S"形折叠拉出,置于污被套的开口处 •取清洁被套,中线对齐展开,头端与污被套头端平齐,开口端上层向上翻卷 1/3,再将棉胎送入清洁被套内展平,系好系带 •嘱患者双手拉住盖被的头端或将盖被的两角压在患者枕下,将污被套向下卷至床尾撤出,放入污物袋内 •将盖被折成被筒为患者盖好,两侧与床沿平齐,尾端塞入床垫下
	更换枕头	•一手托患者的头部,另一手将枕头迅速取出,更换枕套后置于患者头下
	整理用物	•还原床旁桌、椅;酌情摇起床头、床尾支架;根据患者病情协助患者取舒适卧位 •酌情开窗通风,询问患者需要,进行相关知识宣教 •处理用物(口述用物按规定处理)
	洗手	•洗手、取口罩 •记录换单时间、患者反应及护理效果 •报告操作完毕(计时结束)
综合评价	熟练程度	•程序正确,动作规范,操作熟练,手法轻稳 •在规定时间内完成
	关键环节	•正确运用节力原理,患者床单整洁、美观 •未发生意外 •双方安全、舒适
	护患沟通	•语言恰当,态度和蔼,自然真切 •沟通有效,充分体现人文关怀,患者满意

四、评分标准

项目		要求	分值	得分	备注
素质要求（10分）		• 服装、鞋帽整洁，仪表大方，举止端庄 • 微笑服务、态度和蔼、语言恰当	5 5		
操作前准备（10分）	环境	• 环境适宜，酌情关门窗	2		
	护士	• 衣帽整洁、洗手、戴口罩	2		
	物品	• 按需备齐用物，按序放置	2		
	患者	• 认真收集患者的有关资料（病情、心理、合作程度） • 解释换单目的、过程，按需给便器，放平床支架	2 2		
操作流程（60分）	换大单	• 翻身方法正确，注意患者安全、舒适 • 逐层扫单，扫床垫方法正确（湿式） • 按序开单 • 各单干紧，中线正 • 床角紧，整齐美观 • 污单取出方法正确，放置合理，减少污染 • 注意观察，了解患者反应，适时解释和指导	4 4 2 10 8 3 4		
	套被套	• 换被套方法正确 • 取污被套方法正确 • 被筒对称，平整美观 • 被头充实，高度适宜 • 更换过程注意患者保暖，不暴露患者	3 3 4 7 3		
	套枕套	• 床尾套枕，四角充实，外观美 • 枕头放置方法正确，开口背门	3 2		
操作后（5分）	整理	• 整理床单位，开窗通风换气 • 询问患者感受，针对性指导，需要时摇起床支架 • 污单处理正确	1 1 1		
	记录	• 洗手，记录	2		
评价（15分）	操作流程	• 动作轻巧、准确、节力 • 床铺达到平紧、舒适、美观 • 环境安静、整洁 • 操作时间<8 min（每超30 s扣1分）	1 2 2 5		
	提问		5		
总分			100		

五、注意事项

1. 操作流程中勿拍打床铺或抖动床单、枕头和被子，避免污染及尘埃飞扬。
2. 操作时动作轻稳，注意节力，若两人配合操作，注意动作协调一致。
3. 操作中保证患者安全、舒适，不可过多翻动和暴露患者，维护患者隐私，必要时使用床挡板，防止患者坠床。

4. 骨折患者或牵引患者保持固定与牵引的位置；带有各种导管的患者，注意保持导管通畅。

5. 操作中注意与患者交流，注意保暖，防止患者受凉，随时观察患者的反应，一旦遇到病情变化，应立即停止操作及时处理。

（高宇）

任务四　搬运法（协助患者由床上移至平车）

一、实训目标

1. 能说出用平车搬运患者的目的及注意事项。
2. 能正确使用平车运送患者。
3. 在操作流程中，关心体贴患者，动作轻柔、熟练，运用节力原则，保证安全。

二、实训用物

平车（车上备好垫子、枕头、盖被，必要时备中单、过床易）、洗手液、记录单、笔。

三、操作标准及技术要求

操作目的：运送不能下床的患者。

项目	项目内容	技术要求
素质要求	仪表举止	•仪表大方，举止端庄，态度和蔼，面带微笑
	服装服饰	•服装、鞋帽整洁，发型、着装符合要求
操作准备	患者准备	•对清醒患者，解释操作相关事项，取得患者同意（口述） •了解使用平车的目的、操作流程及配合方法
	环境准备	•温湿度适宜、安静、整洁 •地面整洁、平坦，道路通畅
	用物准备	•检查平车性能，清洁平车（口述），确保使用安全 •平车上放好垫子、枕头，盖被折于一边，必要时备中单和木板
	护士准备	•了解患者病情、生命体征、意识状态、肢体能力、配合能力； •了解患者有无约束，各种管路情况
操作流程	核对解释	•核对患者腕带，确认床号、姓名，解释并取得合作（口述） •洗手、戴口罩，携平车至床前，移开床旁桌、椅，松开盖被，穿好衣服

续表

项目	项目内容	技术要求
操作流程	挪动法	•将平车紧靠床边与床平行，固定平车以防止平车移动 •将平车与床调至同样高度，将盖被平铺于平车上 •护士抵住平车，协助患者先将身体移至床边，再将上身、臀部、下肢顺序向平车挪动（从平车移回时，先移动下肢、臀部，再移动上半身至床上） •为患者盖好盖被，使患者舒适 •拉起平车护栏
	一人 移动法	•移开床旁椅，将平车推至床尾，使平车头端和床尾成钝角，固定平车 •松开盖被，协助患者穿好衣服 •将盖被平铺于平车上，患者移至床边 •协助患者屈膝，护士（搬运者）一臂至患者腋下伸至肩部外侧，一臂伸入患者大腿下，患者双臂交叉依附于护士（搬运者）颈后 •护士（搬运者）托起患者移步转身，将患者轻放于平车中央，拉平身体下方衣服，为患者盖好盖被 •拉起平车护栏
	二人 搬运法	•移开床旁椅，将平车推至床尾，使平车头端和床尾成钝角，固定平车 •松开盖被，协助患者穿好衣服 •将盖被平铺于平车上 •护士甲、乙站在患者一侧床边，患者双手环抱在胸前，先移患者至床边 •甲一手臂托住患者头、颈、肩部，另一手臂托住患者腰部；乙一手臂托住患者臀部，另一手臂托住患者腘窝，使患者身体稍向护士倾斜 •由甲发出口令，两人同时抬起患者，移步将患者放于平车中央 •拉平身体下方衣服，为患者盖好盖被 •拉起平车护栏
	三人 搬运法	•移开床旁椅，将平车推至床尾，使平车头端和床尾成钝角，固定平车 •松开盖被，协助患者穿好衣服 •将盖被平铺于平车上 •三人站于床同侧，将患者移至床边 •护士甲托住患者头、颈、肩及背部；乙托住患者背、腰、臀部；丙托住患者腘窝、小腿部 •由甲发出口令，三人同时合力抬起，患者身体向护士倾斜，同时移步转向平车，将患者轻放于平车中央 •拉平身体下方衣服，为患者盖好盖被 •拉起平车护栏
	四人 搬运法	•移开床旁椅，将平车推至床尾，使平车头端和床尾成钝角，固定平车 •在患者腰、臀下铺中单 •松开盖被，协助患者穿好衣服 •将盖被平铺于平车上 •护士甲站于床头，托住患者头及颈肩部；乙站于床尾，托住患者两腿；丙和丁分别站于病床及平车两侧，紧握中单四角 •由护士甲发出口令，四人合力同时抬起患者，轻放于平车中央 •拉平身体下方衣服，为患者盖好盖被 •拉起平车护栏
	检查整理	•检查患者伤口、管道并固定妥当 •整理床单位，还原床旁桌椅 •洗手、取口罩、记录
综合评价	熟练程度	•程序正确，动作规范，操作熟练，手法轻稳 •在规定时间内完成

续表

项目	项目内容	技术要求
综合评价	关键环节	•正确运用节力原理 •充分发挥患者残存的身体功能 •双方安全、舒适 •患者感觉不舒服时，及时通知医生
	护患沟通	•语言恰当，态度和蔼，自然真切 •沟通有效，充分体现人文关怀，患者满意

四、评分标准

项目		要求	分值	得分	备注
素质要求（10分）		•服装、鞋帽整洁，仪表大方，举止端庄 •微笑服务、态度和蔼、语言恰当	5 5		
操作前准备（10分）	环境	•环境适宜，酌情关门窗	2		
	护士	•衣帽整洁、洗手、戴口罩	2		
	物品	•按需备齐用物，检查平车性能	3		
	患者	•认真收集患者的有关资料（病情、心理、合作程度）	3		
操作流程（60分）	一人搬运法	•移开床旁椅 •将各种导管妥善放置，避免搬动中滑脱 •将平车推至床尾，使平车头端和床尾成钝角	5 5 2		
	两人搬运法	•安全正确抱起患者至平车中央 •将平车推至床尾，使平车头端和床尾成钝角	5 3		
	三人搬运法	•安全正确抱起患者至平车中央 •将平车推至床尾，使平车头端和床尾成钝角	5 2		
	四人搬运法	•安全正确抱起患者至平车中央 •平车移至床边，紧靠，调整平车高度与床同高或稍低 •安全正确抱起患者至平车中央 •安置患者于合适、安全的卧位 •重新检查各种导管 •盖好盖被 •松开平车刹车，推至指定地点	5 3 5 5 5 5 5		
操作后（5分）	整理	•整理床单位，开窗通风换气 •询问患者感受，观察患者病情变化	1 2		
	记录	•洗手，记录	2		
评价（15分）	操作流程	•动作轻巧、准确、节力，运送过程中根据病情安置体位，注意观察患者病情变化 •患者持续治疗未受影响	5 5		
	提问		5		
总分			100		

五、注意事项

1. 使用平车前，检查刹车是否灵敏，轮胎气量是否充足，以保证使用安全。

2. 移动患者时动作要轻稳、协调一致，尤其是多人移动患者时；护士身体尽量靠近患者，以保持平衡和省力；保证患者安全舒适，妥善安置患者。

3. 推平车时，护士应站在患者头侧，便于观察病情，注意患者面色、呼吸及脉搏的变化。

（高宇）

任务五　铺无菌盘（一手一钳）

一、实训目标

1. 能正确运用无菌技术操作方法。

2. 操作流程中树立无菌观念。

二、实训用物

治疗盘、弯盘、无菌治疗巾包（内含治疗巾三块）、无菌容器（无菌持物筒、无菌储物槽）、无菌持物钳、无菌治疗碗、卡片、笔。

三、操作标准及技术要求

操作目的：将无菌巾铺在干燥的治疗盘上，形成无菌区，放置无菌物品，以供实施治疗时使用。

项目	项目内容	技术要求
素质要求	仪表举止	•仪表大方，举止端庄
	服装服饰	•服装、鞋帽整洁，发型、着装符合要求
操作准备	环境准备	•宽敞明亮，30 min 前已打扫，30 min 内无人员走动、无尘土飞扬，符合无菌操作要求（口述）
	用物准备	•无菌物品放置合理，准备齐全 •治疗盘清洁干燥，放于适当处
	操作台	•清洁干燥
	护士准备	•洗手（七步洗手法）、戴口罩

续表

项目	项目内容	技术要求
操作流程	取无菌包	•检查无菌包的名称、有效期、消毒指示胶带是否变色，无菌包有无潮湿、松散、破损
	开无菌包	•撕开无菌包粘贴胶带 •用手依次打开无菌包外层包布的外、左、右角 •取无菌钳，用手打开外层包布的内角，用无菌钳依次打开内层包布的外、左、右、内角 •检查灭菌指示卡有无变色
	取巾铺盘	•用无菌持物钳夹取一块无菌巾放于内层包布边缘，以一手一钳轻轻打开无菌巾，由对侧向近侧平铺于治疗盘上 •用无菌持物钳依次还原内层包布的内、右、左、外角，用手还原无菌包外层包布内角
	备无菌物品	•取无菌物品（治疗碗）放于无菌盘内 •再次打开无菌包，同法取另一无菌巾由近侧向对侧覆盖第一张无菌巾，四边对齐，错位不超过 2 cm
	还原无菌包	•用无菌持物钳依次还原内层包布的内、右、左、外角，无菌持物钳放回无菌容器内 •用手还原无菌包外层包布的内、右、左、外角，用原消毒指示胶带按"一"字形粘贴好无菌包 •记录开包日期、时间及责任人
	铺无菌盘	•按近、右、远、左顺序依次向上折叠无菌盘治疗多余边缘 •记录备盘日期、时间、内容物、责任人
	整理	•将无菌包放于同类物品最前面，优先使用，有效期为 24 h •正确处理用物 •洗手，取口罩
综合评价	熟练程度	•程序正确，动作规范，操作熟练，手法轻稳 •在规定时间内完成
	关键环节	•正确使用无菌持物钳 •体现无菌观念，不污染无菌物品，不跨越无菌区

四、评分标准

项目		要求	分值	得分	备注
素质要求（5分）		•着装整洁规范，仪表端庄大方	5		
操作前准备（10分）	环境	•评估操作环境，符合无菌操作要求	2		
	物品	•准备齐全，放置合理，治疗盘清洁干燥 •无菌物品折叠规范，包装、存放符合要求	2 2		
	操作台	•清洁干燥、符合无菌操作要求	2		
	护士	•衣帽整洁、洗手、戴口罩	2		

续表

项目		要求	分值	得分	备注
操作流程（65分）	取无菌包	• 检查无菌包的名称、有效期、消毒指示胶带是否变色，无菌包有无潮湿、松散、破损	5		
	开无菌包	• 解开无菌包系带，挽活结 • 用手依次打开无菌包外层包布的外、左、右角 • 取无菌钳，用手打开外层包布的内角，用无菌钳依次打开内层包布的外、左、右、内角 • 检查灭菌指示卡有无变色	2 3 5 2		
	取巾铺盘	• 用无菌持物钳夹取一块无菌巾放于内层包布边缘 • 以一手一钳轻轻打开无菌巾，由对侧向近侧平铺于治疗盘上 • 用无菌持物钳依次还原内层包布的内、右、左、外角 • 用手还原无菌包外层包布内角	2 5 5 3		
	备无菌物品	• 检查无菌容器的名称、有效期、消毒指示胶带是否变色 • 取无菌物品（治疗碗）放于无菌盘内 • 再次打开无菌包，同法取另一无菌巾由近侧向对侧覆盖第一张无菌巾，四边对齐 • 错位不超过 2 cm	5 5 5 3		
	还原无菌包	• 用无菌持物钳依次还原内层包布的内、右、左、外角，无菌持物钳放回无菌容器内 • 用手还原无菌包外层包布的内、右、左、外角，按“一”字形包好无菌包 • 记录开包日期、时间及责任人	5 3 2		
	铺无菌盘	• 按近、右、远、左顺序依次向上折叠无菌盘治疗多余边缘 • 记录备盘时间、内容物、责任人	3 2		
操作后（5分）	整理	• 正确处理用物 • 洗手（模拟），取口罩	2 3		
评价（15分）	操作流程	• 操作有序，方法正确 • 符合无菌技术操作原则，无污染	5 5		
	提问		5		
总分			100		

五、注意事项

1. 无菌持物钳不可触及容器口缘及溶液面以上的容器，无菌持物钳在空气中不宜暴露过久，一旦污染或怀疑污染应重新灭菌。

2. 每只容器内只能放一把无菌持物钳，使用时保持尖端向下，不可倒转向上，以免消毒液倒流污染钳端。

3. 从无菌容器内取出的物品，即使未用，也不可再放回无菌容器中。

4. 持物钳干燥法保存有效期为 4 h，应及时更换；无菌物品一经打开，使用时间不超过 24 h；铺好的无菌盘有效期不超过 4 h。

5. 无菌持物钳如为湿式保存,还需注意以下方面。①消毒液面需浸没持物钳轴节以上2~3 cm 或镊子长度的 1/2。②放回无菌持物钳时需松开轴节,使消毒液充分接触钳端。③无菌持物钳及其浸泡容器每周清洁、消毒 2 次,同时更换消毒液。④使用频率较高的部门应每天清洁、灭菌(如门诊换药室、注射室、手术室等)。⑤取、放无菌持物钳时不可触及液面以上部分的容器内壁。

(苏晓玲)

任务六　戴无菌手套

一、实训目标

1. 能正确运用无菌技术操作方法对患者进行护理。
2. 掌握正确戴脱无菌手套的方法,操作流程中树立无菌观念。

二、实训用物

无菌操作台、治疗车、一次性无菌手套、速干手消毒剂、清洁抹布、指甲剪、医疗垃圾桶、生活垃圾桶等。

三、操作标准及技术要求

操作目的:执行无菌操作时,确保无菌效果。

项目	项目内容	技术要求
素质要求	仪表举止	•仪表大方,举止端庄
	服装服饰	•服装、鞋帽整洁,发型、着装符合要求
操作准备	环境准备	•温湿度适宜、安静整洁,光线适中(口述)
	用物准备	•用物准备齐全,摆放合理美观
	护士准备	•修剪指甲、取下腕表、洗手(七步洗手法)、戴口罩(从此步骤开始计时)

续表

项目	项目内容	技术要求
操作流程	戴脱无菌手套	1. 戴手套 • 核对一次性无菌手套袋外的号码 • 检查无菌手套外包装有无潮湿、破损，是否在有效期内 • 沿开口指示方向撕开无菌手套外包装袋，摊开内层 • 双手分别捏住两只手套的反折部分，同时取出一双手套（未戴手套的手不可以触及手套外面） • 将两只手套的五指对准，先戴一只手 • 将戴好手套的手指插入另一只手套的反折面；同法戴好另一只手 • 将手套的翻转处套在工作服袖外 • 双手对合交叉调整手套的位置 • 检查手套是否有破损（口述） • 戴手套的手应保持在腰部以上和肩部以下视线之间 2. 脱手套 • 脱手套前洗净血渍、污渍（口述） • 一手捏住手套腕部的外面翻转脱下，再以脱下手套的手指插入另一手套内口，将其往下翻转脱下 • 将脱下的手套放入医疗垃圾桶内 • 整理用物（无菌手套外包装放入生活垃圾桶内） • 洗手，取口罩 • 报告操作完毕（计时结束）
综合评价	操作方法	• 程序正确，动作规范、美观，操作熟练
	操作效果	• 无菌观念强，操作中无污染现象
	操作态度	• 认真、严谨，有科学的态度

四、评分标准

项目		要求	分值	得分	备注
素质要求（10分）		• 服装、鞋帽整洁，仪表大方、举止端庄 • 微笑服务、态度和蔼	5 5		
操作前准备（10分）	操作环境	• 评估环境是否清洁、操作台布局是否合理	2		
	无菌物品	• 无菌物品包装、存放符合要求	2		
	用物准备	• 准备齐全，手套号码适合，放置合理，治疗盘清洁干燥	2		
	操作台	• 清洁干燥、符合无菌操作要求	2		
	个人准备	• 洗手（模拟），戴口罩，修剪指甲（指甲平短、符合要求）	2		
操作流程（60分）	检查手套	• 检查并核对无菌手套号码、灭菌日期，检查无菌包有无松散、潮湿、破损，消毒指示胶带有无变色（一次性手套检查有效期、手套号码及包装是否漏气）	10		

续表

项目		要求	分值	得分	备注
操作流程（60分）	打开手套	•解开无菌手套包系带，挽活结；用手依次打开无菌手套包包布的右、上、下（一次性手套则沿开口指示方向撕开无菌手套外包装，摊开内层）	10		
	取手套	•两手分别捏住两只手套的反折部分从上方取出手套	10		
	戴手套	•将两手套拇指相对，一手捏住手套反折部分，一手对准手套五指戴上，用已戴无菌手套的手指插入另一手套的反折部分，同法将手套戴好，将手套的翻边套在工作服衣袖的外面，双手整理手套，使其服帖，置于胸前	20		
	脱手套	•操作完毕，冲净手套上的污迹；一手捏住另一手套腕部外面，翻转脱下；再以脱下手套的手插入另一手套内，将其往下翻转脱下	10		
操作后处理（10分）	整理	•污物乱放、未分类放置 •未按七步洗手法洗手或洗手不认真、程序错误	2 2		
	态度	•态度认真 •操作严谨	2 2		
	洗手	•洗手、记录	2		
综合评价（10分）	操作质量	•动作准确、流畅，未违反操作规程，符合无菌操作原则	3		
	熟练程度	•动作规范，无多余动作	3		
	操作效果	•语言表达清楚，操作过程完整，安全防护意识强，处理得当	2		
	速度评价	•操作时间 5 min，未在 8 min 内完成，每超时 30 s 扣 1 分，累计扣分	2		
总分			100		

五、注意事项

1. 已戴手套的手不可触及未戴手套的手及另一手套的内面；未戴手套的手不可触及手套的外面。

2. 戴手套后双手应始终保持在腰部或操作台面以上水平位置；如发现有破损或可疑污染立即更换。

（苏晓玲）

任务七　穿隔离衣

一、实训目标

1. 掌握隔离的目的、隔离原则及注意事项。
2. 能叙述隔离单位的要求。
3. 正确实施穿脱隔离衣操作的全过程。
4. 在操作流程中，动作轻柔、熟练；不要污染。

二、实训用物

隔离衣、挂衣架、消毒洗手设备、口罩、帽子（圆帽）、污物袋。

三、操作标准及技术要求

操作目的：保护工作人员和患者，防止病原微生物播散，避免交叉感染。

项目	项目内容	技术要求
素质要求	仪表举止	•仪表大方，举止端庄，轻盈矫健
	服装服饰	•服装、鞋帽整洁，发型、着装符合要求
操作准备	用物准备	•用物准备齐全，摆放合理美观
	患者准备	•评估患者隔离种类、隔离措施（口述）
	环境准备	•评估操作环境的隔离要求（口述）
	护士准备	•修剪指甲、取下腕表、洗手（七步洗手法）（从此步骤开始计时）、卷袖过肘、戴口罩
操作流程	穿隔离衣	•工作服、帽子穿戴整齐。取下手表，卷袖过肘，洗手，戴口罩 •穿衣袖：手持衣领取下隔离衣，清洁面向自己，将衣领两端向外反折，露出肩袖内口。右手持衣领，左手伸入袖内，举起手臂，将衣袖穿上，使左手露出；换左手持衣领，右手伸入袖内，举起手臂，将衣袖穿上，使右手露出 •扣纽扣：两手持衣领，由领子中央顺着边缘至领后扣领扣，再扣肩扣、袖扣 •系腰带：两手分别从腰部自一侧衣缝向下的 5 cm 处稍向前拉，捏住衣边标记 •两手在背后对齐边缘向后下方拉直，多余部分向一边卷好，以一手按住卷折处，一手拉松腰带活结，将腰带拉至背后交叉，绕至前侧打一活结

续表

项目	项目内容	技术要求
操作流程	脱隔离衣	•解开腰带在前面打一活结 •解开袖口及肩部扣子，在肘部将部分衣袖塞入工作服袖下，然后消毒双手 •解开领扣，一手食指、中指伸入左侧衣袖内，拉下衣袖过手，再用衣袖遮住的手解右侧衣袖肩扣、臂扣；然后用衣袖遮住的手握住右侧衣袖的外面将袖拉下过手，用遮住的右手解左侧衣袖肩扣、臂扣。两手在袖内使衣袖对齐，双臂逐渐退出 •双手握住衣领，将隔离衣两边对齐，挂在衣钩上。如脱下的隔离衣需更换时，应清洁面向外卷好，投入污物袋中
	操作后处理	•按隔离要求处理用物 •洗手，取口罩
综合评价	操作质量	•动作准确、流畅，未违反操作规程，符合无菌操作原则
	熟练程度	•动作规范，无多余动作
	操作效果	•穿脱过程中始终保持衣领及清洁面不被污染。手消毒方法正确、有效，隔离衣未溅湿

四、评分标准

项目		要求	分值	得分	备注
素质要求（10分）	仪表	•服装、鞋帽整洁，仪表大方，举止端庄 •微笑服务、态度和蔼、语言恰当	5 5		
操作前准备（10分）	环境	•温湿度适宜、安静整洁，光线适中（口述）	3		
	用物	•准备齐全，放置合理	3		
	护士	•衣帽整洁、洗手、戴口罩，取下手表，卷袖过肘	2		
	患者	•评估患者情况，确定隔离种类	2		
操作流程（60分）	穿隔离衣	•取隔离衣方法正确 •穿隔离衣方法正确 •系领扣不污染 •系袖扣方法正确、不污染 •后襟对齐、扎腰带方法正确 •穿时不污染工作服	5 5 5 5 5 5		
	脱隔离衣	•脱隔离衣方法正确 •不污染工作服	5 5		
	手的消毒	•刷手法或消毒手法的方法、顺序、时间正确	10		
	避污纸使用	•使用方法正确	10		
操作后（10分）	整理	•用物整理处置符合隔离要求	3		
	态度	•态度认真，操作严谨	3		
	洗手	•洗手，记录	4		

续表

项目		要求	分值	得分	备注
综合评价（10分）	操作质量	•动作准确、流畅，未违反操作规程，符合无菌操作原则	2		
	熟练程度	•动作规范，无多余动作	2		
	操作效果	•穿脱过程中始终保持衣领及清洁面不被污染；手消毒方法正确、有效，隔离衣未溅湿	4		
	速度评价	•操作时间 8 min	2		
总分			100		

五、注意事项

1. 隔离衣长短要合适，需完全遮盖工作服，勿使隔离衣的外面污染工作服，有破损则不可使用。

2. 穿好隔离衣后，双手保持在腰部以上，且不得进入清洁区，避免接触清洁物品。

3. 系领扣时污染的衣袖勿触及衣领、面部和帽子。

4. 隔离衣挂在半污染区，清洁面向外；挂在污染区则污染面向外。

5. 隔离衣每日更换，如有潮湿或污染应立即更换。

（苏晓玲）

任务八　口腔护理

一、实训目标

1. 正确实施口腔护理操作的全过程。

2. 在操作流程中，关心、体贴患者，动作轻柔、熟练。

二、实训用物

1. 治疗盘内：备治疗碗（内盛16个以上含有漱口溶液的无菌棉球、弯血管钳、镊子、压舌板）、治疗巾、水杯、吸水管、弯盘、手电筒、石蕊试纸（测口腔pH值），需要时备张口器。治疗盘外备速干手消毒剂，治疗车下层备生活垃圾桶、医疗垃圾桶。

2. 外用药：酌情准备液状石蜡、冰硼散、西瓜霜、锡类散、金霉素甘油、制霉菌素甘油、口腔薄膜、口腔溃疡膏等。

3. 常用漱口溶液：根据口腔状况和口腔pH值选择漱口溶液。

三、操作标准及技术要求

操作目的：保持口腔清洁，预防感染等并发症；观察口腔内情况，提供病情变化的信息；保证患者舒适。

项目	内容	技术要求
素质要求	仪表举止	•仪表大方，举止端庄，态度和蔼，面带微笑，轻盈矫健
	服装服饰	•服装、鞋帽整洁，发型、着装符合要求
操作前准备	患者准备	•评估患者口腔的酸碱度、口腔黏膜情况，解释该项操作的相关事项，征得患者同意，使之愿意合作（口述）
	用物准备	•检查物品完好、齐全（口述） •物品摆放合理、美观
	环境准备	•环境清洁、宽敞、光线明亮，温湿度适宜便于操作（口述）
	护士准备	•修剪指甲、洗手（七步洗手法）（从此步骤开始计时）、戴口罩
操作流程	核对解释	•双人核对医嘱，携用物至床前，核对评估患者，有义齿者先取下；做好解释工作
	铺巾置盘	•协助取合适体位：侧卧或者仰卧，头偏向操作者一侧 •铺巾于颌下，弯盘放于口角处
	润唇漱口	•用半干棉球湿润口唇，协助患者用吸水管吸水漱口，指导患者正确地漱口，避免呛咳或者误吸。必要时用治疗巾擦净口唇周围
	观察口腔	•嘱患者张口，操作者一手持手电筒，一手用压舌板轻轻撑开颊部，观察黏膜有无出血、溃疡等 •不能配合张口者使用开口器时，应从臼齿处放入
	擦洗口腔	•用弯止血钳夹取含有口腔护理液的棉球，拧干棉球 •嘱患者咬合上下齿，用压舌板轻轻撑开一侧颊部 •依次擦洗牙齿外侧面2次（由内向门齿纵向擦），同法擦洗另一侧 •嘱患者张口，依次擦洗一侧牙齿上内侧面、上咬合面、下内侧面、下咬合面 •再弧形擦洗同侧颊部 •同法擦洗另一侧 •横向擦洗硬腭部、舌面、舌下（对侧、近侧） •拧棉球时保持镊子在上使水滴入弯盘 •为昏迷患者护理时棉球要夹紧且不可过湿（口述）
	漱口涂药	•再次协助患者漱口，用治疗巾拭去口角处水渍 •清点棉球 •再次用手电筒观察口腔情况，有溃疡涂冰硼散，口唇干涂液状石蜡
	整理归位	•撤去治疗巾，必要时协助戴上义齿 •整理床单位，协助患者取舒适卧位，询问患者感受，致谢 •按院感要求分类清理用物（口述）
	洗手记录	•洗手，取口罩 •记录口腔卫生状况及护理效果 •报告操作完毕（计时结束）

续表

项目	内容	技术要求
综合评价	规范熟练	•程序正确，操作规范，动作熟练，注意安全，按时完成
	护患沟通	•语言恰当，态度和蔼，自然真切 •沟通有效，充分体现人文关怀，令患者满意
	关键环节	•正确运用节力原理 •动作轻巧，擦洗正确及干净 •双方安全、舒适

四、评分标准

项目内容		要求	分值	得分	备注
素质要求（5分）		•服装、鞋帽整洁，仪表大方，举止端庄 •微笑服务、态度和蔼、语言恰当	3 2		
操作前准备（10分）	评估患者	•评估患者病情、意识状态、自理能力、能否配合操作	2		
	用物准备	•用物准备齐全，摆放合理	3		
	环境准备	•温湿度适宜、安静整洁，光线适中（口述），关门窗	5		
操作流程（60分）	擦洗前	•患者体位正确、舒适。铺巾置弯盆恰当 •观察口腔细致认真 •正确使用压舌板、开口器 •假牙处理正确（或口述洗假牙顺序、方法正确）	5 5 5 5		
	擦洗中	•夹取棉球方法正确（夹紧、棉球裹钳尖） •棉球湿度适宜 •擦洗顺序正确 •擦洗方法正确、擦洗干净 •操作中不沾污床铺及患者衣服 •适时了解患者反应，指导患者配合	6 6 6 10 2 4		
	擦洗后	•帮助患者擦净面部，检查口腔 •口腔疾患处理正确（或口述）注意口腔有无特殊气味，对于长期应用抗生素、激素的患者应观察有无真菌感染	3 3		
操作后（10分）	整理	•妥善安置患者，整理床单位及环境 •询问患者感觉，针对性指导 •用物处理正确	2 2 3		
	记录	•洗手，记录	3		
评价（15分）	操作质量	•患者口腔清洁舒适，感觉好 •动作轻柔、准确、熟练 •关心爱护患者，治疗性沟通有效 •操作流程10 min，每超时1 min扣1分	2 2 2 4		
	提问		5		
总分			100		

五、注意事项

1. 擦洗时动作要轻，尤其对凝血功能差的患者，防止碰伤黏膜和牙龈。

2. 昏迷患者禁忌漱口，擦洗时需用止血钳夹紧棉球，每次一个，防止棉球遗留在口腔内，操作前后需清点；需用张口器时，应从臼齿处放入（牙关紧闭者不可用暴力助其张口）。

3. 患者活动性义齿应先取下再进行操作。

4. 传染病患者的用物按隔离消毒原则处理。

5. 长期使用抗生素者，应观察口腔黏膜有无真菌感染。

（苏晓玲）

任务九 生命体征的测量

一、实训目标

1. 掌握生命体征的正常值，测量生命体征的注意事项。

2. 学会测量生命体征的方法。

3. 操作中做到态度认真、操作规范、关爱患者。

二、实训用物

治疗盘、血压计、听诊器、体温计、清洁容器（内备已消毒体温计 1 支）、另备一容器（放使用后的体温计）、含消毒液纱布或棉球、表（带有秒针）、弯盘、速干手消毒剂；笔、记录本、医疗垃圾桶、生活垃圾桶。若测肛温另备润滑剂、棉签、卫生纸。

三、操作标准及技术要求

操作目的：判断患者的体温、脉搏、呼吸、血压有无异常；动态监测体温、脉搏、呼吸、血压的变化，协助诊断，为预防、治疗、康复、护理提供依据；检测血压变化，间接了解循环系统功能。

项目	项目内容	技术要求
素质要求	仪表举止	•仪表大方，举止端庄，态度和蔼，面带微笑
	服装服饰	•服装、鞋帽整洁，发型、着装符合要求

续表

项目	项目内容	技术要求
操作准备	环境准备	• 安静、室温适宜、光线充足
	用物准备	• 检查物品完好齐全(口述) • 物品摆放合理、便于操作
	护士准备	• 洗手(七步洗手法)(从此步骤开始计时)、戴口罩 • 评估患者的年龄、病情及合作程度(口述)
	患者准备	• 解释操作相关事项,取得患者同意(口述) • 了解测量生命体征的目的、方法、配合要点及注意事项 • 如有影响体温、脉搏、呼吸和血压测量的因素,休息 20~30 min 后再测量
		• 双人核对医嘱
		• 核对患者床号、姓名、住院号,评估患者,做好解释
		• 洗手、戴口罩,检查血压计、听诊器、体温计是否完好,将体温计水银柱甩至 35 ℃以下
操作流程	核对解释	• 携用物至患者床旁,再次核对
		• 根据患者病情、年龄等选择测量体温的方法,协助患者取坐位或卧位 • 按照要求准备体温计,计时
	测口温法	• 将口表水银端斜放于舌下热窝处 • 嘱患者闭口,用鼻呼吸,勿咬体温计 •3 min 后取出体温计
	测腋温法	• 擦干腋窝汗液,以防影响所测体温的准确性 • 将体温计水银端放腋窝处,紧贴皮肤,曲臂过胸,夹紧体温计 •10 min 后取出体温计
	测肛温法	• 协助患者侧卧、俯卧或屈膝仰卧位,暴露臀部 • 润滑肛表水银端,分开臀裂,将肛表轻轻插入肛门 3~4 cm;婴幼儿可取仰卧位,护士一手握住其两踝并提起,另一手将肛表插入肛门(2~3 cm)并固定 •3 min 后取出体温计,先用卫生纸擦净,再用含消毒液纱布擦拭 • 检视体温数值,体温计放弯盘内 • 协助患者用卫生纸擦净肛门,穿好裤子,取舒适体位
	安置体位	• 患者坐位或卧位,手腕伸展,手臂放于舒适位置
	测量脉搏	• 护士以示指、中指、无名指的指端按压在桡动脉处,按压力量以清楚触及脉搏为宜,正常脉搏测量 30 s,乘以 2,即为脉率。异常脉搏、危重患者应测 1 min,核实后报告医师 • 如触摸不清可用听诊器测心率 1 min • 脉搏短细的患者,应由 2 人同时测量,一人听心率,另一人测脉率,由听心率者发出"开始""停止"的口令,计时 1 min
	测量呼吸	• 护士保持诊脉手势,避免引起患者紧张 • 观察患者的胸部或腹部起伏情况(一起一伏为一次呼吸),正常呼吸测量 30 s,乘以 2,即为呼吸频率 • 异常呼吸患者或婴儿应测 1 min • 危重患者呼吸不易观察时,用少许棉絮置于患者鼻孔前,观察棉花吹动情况,计数 1 min • 注意呼吸的节律、深浅度、形态、声音及有无呼吸困难
	洗手记录	• 洗手后记录呼吸测量值和脉率数,细脉以分数式记录,记录方式为心率/脉率
	安置体位	• 患者取坐位或仰卧位,置手臂与心脏处于同一水平线,即坐位时平第 4 肋软骨;卧位时,平腋中线

续表

项目	项目内容	技术要求
操作流程	缠袖带	•卷袖露臂，手掌向上，肘部伸直 •放平血压计，开启水银槽开关 •驱尽袖带内空气，平整地缠于上臂，使袖带下缘在肘窝上 2~3 cm，松紧以能放入一指为宜
	充气	•听诊器置于肱动脉搏动最明显处，一手固定，另一手握加压气球，关气门，匀速向袖带内充气至肱动脉搏动音消失（此时袖带内压力大于心脏收缩压，血流阻断），再升高 20~30 mmHg
	缓慢放气	•渐松加压气球开关缓慢放气，速度以水银柱下降 4 mmHg/s 为宜 •同时听肱动脉搏动，注意水银柱刻度变化，眼睛视线与水银柱的弯月面保持同一水平
	判断血压值	•在听诊器中听到第一声搏动声，此时水银柱所指刻度即为收缩压 •当搏动声突然变弱或消失，此时水银柱所指刻度即为舒张压 •若血压未听清或异常，需要重测时，应将袖带内气体趋尽，使汞柱降至“0”点后再行测量
	整理记录	•解下袖带，驱尽袖带内余气，拧紧加压气球开关 •卷好袖带，连同加压气球一同放入血压计盒内 •将血压计右倾 45°，使水银全部进入槽内，关闭水银槽开关，将血压计盒盖关闭、平稳放置 •协助患者整理衣袖 •血压数值以分数式表示：收缩压/舒张压 mmHg（或 kPa） •按规定时间取出体温计，并用含消毒液纱布擦拭后读取体温数 •告知患者所有项目的测量结果，记录在记录本上 •整理患者衣、被，协助患者取舒适体位，询问患者需要 •按要求分类处理用物 •洗手、取口罩 •将测量结果填写于体温单上
综合评价	规范熟练	•程序正确，操作规范，动作熟练，按时完成
	护患沟通	•语言恰当，态度和蔼，自然真切 •沟通有效，充分体现人文关怀，患者满意
	关键环节	•注意排除各种因素引起的测量误差 •测量结果准确，记录方法正确

四、评分标准

项目		要求	分值	得分	备注
素质要求（10 分）		•服装、鞋帽整洁，仪表大方，举止端庄 •微笑服务、态度和蔼、语言恰当	5 5		
操作前准备（10 分）	环境	•温湿度适宜、安静整洁，光线适中（口述），关门窗	2		
	护士	•衣帽整洁、洗手、戴口罩	2		
	物品	•检查体温计、血压计、听诊器是否完好	2		

续表

项目		要求	分值	得分	备注
操作前准备（10分）	患者	• 评估患者病情、意识状态、自理能力能否配合操作 • 患者取舒适体位、注意保暖	2 2		
操作流程（50分）	测体温	• 体温表放置部位、方法正确 • 测量时间正确、读表准确（每误差 0.1 ℃扣 1 分） • 体温计用后放置正确	3 5 2		
	测脉搏	• 测量部位、方法正确 • 测量时间准确 • 测量结果准确（每误差 2 次/分，扣 1 分）	3 3 3		
	测呼吸	• 测量方法正确 • 测温时间准确 • 测量结果准确（每误差 1 次/分，扣 1 分）	3 3 5		
	测血压	• 血压计放置合理，开水银槽开关、汞柱降至“0” • 系袖带位置、方法正确，松紧适宜 • 听诊器胸件放置及使用方法正确 • 注气、放气平稳 • 测量结果准确（每误差 0.5 kPa，扣 1 分）	4 4 4 4 4		
操作后（20分）	整理	• 妥善安置患者，整理床单位及环境 • 正确处理物品（体温计清点、消毒） • 用物处理正确	2 3 2		
	记录	• 洗手，记录	3		
	绘制体温单	• 体温单绘制曲线准确，相应栏项目填写完整准确 • 体温单绘制清洁、整齐、美观	5 5		
评价（10分）	操作流程	• 患者安全、舒适 • 测量方法熟练、准确 • 操作流程关心爱护患者，治疗性沟通有效	1 2 2		
	提问		5		
总分			100		

五、注意事项

1. 测量生命体征前如患者有剧烈运动、紧张、恐惧、哭闹、进食等情况，应安静休息 20~30 min 再测。

2. 测量体温前，清点体温计数量，并检查有无破损及水银柱是否在 35 ℃以下。

3. 测口温时，嘱患者勿用牙咬体温计，若不慎咬破体温计应立即清除玻璃碎屑，以免损伤唇、舌、口腔、食管、胃肠道黏膜；口服蛋清或牛奶，以延缓汞的吸收。如病情允许，可食粗纤维食物，加快汞的排出。

4. 发现生命体征与病情不相符时，应守在床旁重新测量。

5. 不可用拇指诊脉，因拇指动脉搏动明显，易与患者的脉搏相混淆。

6. 偏瘫、一侧肢体外伤或手术的患者测生命体征，应选择健侧肢体测量。

7. 当脉搏细弱难以测量时，用听诊器测心率 1 min。

8. 由于呼吸受意识控制，故测量呼吸前不必解释，测量过程中不使患者察觉，以保持测量的准确性。

9. 需密切监测血压者应做到“四定”，即定时间、定部位、定体位、定血压计，有助于测定的准确性和血压值的可比性。

10. 当血压听不清或异常时，应重测。重测时，须驱尽袖带内气体，待水银柱降至“0”点，稍等片刻再测量。必要时双侧对照。

11. 排除影响血压值的因素。①袖带过窄，可使测得的血压值偏高；袖带过宽、橡胶管过长、水银量不足等，可使测得的血压值偏低。②被测手臂位置低于心脏，吸烟、进食、运动、膀胱充盈等，可使测得的血压值偏高；被测手臂位置高于心脏，可使测得的血压值偏低。③袖带缠得过松，测量者视线低于水银柱凹面，可使测得的血压值偏高；反之，测得的血压值偏低。④放气速度太慢，引起静脉充血，可使测得的舒张压偏高；放气速度太快，可导致来不及听诊到正确血压。

（冯娟）

任务十　鼻饲技术

一、实训目标

1. 严格遵守查对制度。
2. 学会鼻饲的操作技术。
3. 熟练掌握鼻饲的目的、用物准备及注意事项。
4. 练习中做到态度认真，解释用语规范合理，符合操作规程，表现对患者的尊重和关心。

二、实训用物

1. 治疗车上层。

无菌治疗巾内：已消毒治疗碗内液状石蜡纱布 1 块、无菌镊子 1 把、无菌纱布 3~4 块、一次性 50 ml 灌注器 2 支。

无菌治疗巾外：鼻饲液、温开水、小水杯（必要时）、一次性无菌手套、一次性胃管、一次性治疗巾、棉签、胶布、别针、管道标识、听诊器（必要时）、水温计、手电筒、剪刀、弯盘。

其他：医嘱单、治疗卡、速干手消毒剂。

2. 治疗车下层：生活垃圾桶、医疗垃圾桶。

三、操作标准及技术要求

操作目的：对不能经口进食的患者，从胃管灌入流质饮食，保证患者摄入足够的营养、水分和药物，以便早日康复。

项目	项目内容	技术要求
素质要求	仪表举止	•仪表大方，举止端庄，态度和蔼，面带微笑
	服装服饰	•服装、鞋帽整洁，发型、着装符合要求
操作准备	环境准备	•安静、室温适宜、光线充足
	用物准备	•检查物品完好齐全（口述） •物品摆放合理、便于操作
	护士准备	•评估：①患者年龄、病情、意识状态、肢体活动能力、合作程度；②患者鼻腔的通畅性及黏膜的完整性 •修剪指甲、取下腕表、洗手（七步洗手法）（从此步骤开始计时）、戴口罩
	患者准备	•患者及家属了解鼻饲的目的、过程、注意事项，学会配合操作
操作流程	核对解释	•双人核对医嘱，携用物至患者床旁，再次核对；备胶布
	安置卧位	•协助患者取合适的卧位（能配合者取半坐位或坐位，无法坐起者取右侧卧位，昏迷患者取去枕平卧位，头向后仰）
	垫治疗巾	•将一次性治疗巾垫于患者颌下，弯盘置于口角旁
	清洁鼻腔	•检查鼻腔是否通畅，选择通畅一侧，用棉签清洁鼻腔
	开包检查	•打开无菌盘，检查并打开胃管包装袋 •戴手套，检查胃管是否通畅
	标记胃管	•测量胃管插入的长度，并做好标记。插入长度一般为前额发际至胸骨剑突处或由鼻尖经耳垂至胸骨剑突处的距离，一般成人插入长度 45~55 cm，婴幼儿 14~18 cm
	润滑胃管	•用液状石蜡纱布润滑胃管前端
	插入胃管	•一手持纱布托住胃管，一手持镊子夹住胃管前端，沿选定侧鼻腔轻轻插入，插管时动作轻柔，镊子尖端勿碰及患者鼻黏膜，以免造成损伤，插入胃管 10~15 cm（咽喉部）时，根据患者具体情况进行插管： （1）清醒患者，嘱患者做吞咽动作，顺势将胃管向前推进，至预定长度； （2）昏迷患者，左手将患者头部托起，使下颌靠近胸骨柄，增大咽部通道的弧度，使管端沿后壁滑行，插入胃管至预定长度 •初步固定
	确认在胃内后固定	•插管过程中，观察患者病情变化，若出现恶心、呕吐，应暂停插入，嘱患者深呼吸；插入不畅时，检查胃管是否盘曲在口中或胃内，将胃管抽出少许，再小心插入；呛咳、呼吸困难、发绀时，应立即拔管
		•确认胃管在胃内： （1）在胃管末端连接注射器抽吸，有胃液被抽出 （2）置听诊器于患者胃部，快速经胃管向胃内用注射器注入 10 ml 空气，听到气过水声 （3）将胃管末端置于盛水多的治疗碗内，无气泡逸出 •胃管用胶布在鼻翼及颊部固定
	灌注食物	•测量水温及鼻饲液温度，先注入少量温开水，再缓慢注入鼻饲液或药液，鼻饲完毕后，再次注入少量温开水冲洗胃管 •每次抽吸鼻饲液后应反折胃管末端，避免灌入空气，引起腹胀

续表

项目	项目内容	技术要求
操作流程	末端处理	•将胃管末端反折，用纱布包好，贴管道标识后用别针固定于合适处
	整理观察	•再次核对后，协助患者清洁鼻孔、口腔，嘱患者维持原卧位 20~30 min，防止呕吐，致谢；撤去弯盘和治疗巾 •清洗灌注器，放于鼻饲盘内备用，将鼻饲盘放于床旁桌上 •脱手套，整理床单位，询问患者需求，进行相关知识宣教 •分类处置用物 •洗手，取口罩，记录（鼻饲的时间，鼻饲物的种类和量、患者反应等）
	拔管	•置弯盘于患者颌下，夹紧胃管末端，轻轻揭去固定的胶布 •用纱布包裹近鼻孔处的胃管，嘱患者深呼吸，在患者呼气时拔管，边拔边用纱布擦胃管，到咽喉处快速拔出以免管内残留体滴入气管；胃管放入弯盘 •清洁患者口鼻、面部，用松节油擦去胶布痕迹，协助患者漱口 •协助患者取舒适卧位，整理床单位，清理用物 •洗手，记录拔管时间和患者反应
	报告	•报告操作完毕（计时结束）
	规范熟练	•程序正确，操作规范，动作熟练，按时完成
综合评价	护患沟通	•语言恰当，态度和蔼，自然真切 •沟通有效，充分体现人文关怀，患者满意
	关键环节	•测量胃管长度方法正确 •判断胃管在胃内方法正确

四、评分标准

项目		要求	分值	得分	备注
素质要求（5分）		•服装、鞋帽整洁，仪表大方 •微笑服务、态度和蔼、语言恰当	2 3		
操作前准备（15分）	环境	•温湿度适宜、安静整洁，光线适中（口述）	2		
	护士	•衣帽整洁、洗手、戴口罩	3		
	物品	•物品准备齐全 •用物放置合理、鼻饲液温度合适	2 3		
	患者	•评估患者病情、治疗情况以及鼻腔的状况 •解释并取得患者配合	3 2		
操作流程（55分）	核对解释	•核对患者及腕带 •解释并取得配合	2 2		
	安置卧位	•协助患者取舒适体位	3		
	检查垫巾	•颌下垫单 •检查鼻孔、清洁鼻孔	2 2		

续表

项目		要求	分值	得分	备注
操作流程（55 分）	标记润滑胃管	• 长度测量准确 • 润滑管道前端	4 2		
	插入胃管	• 管到口咽部时嘱吞咽 • 插入不顺畅时、未检查口腔扣 2 分，呛咳、发绀未采取措施扣 2 分 • 判断胃管在胃内方法正确 • 固定牢固	3 4 3 2		
	灌注食物	• 回抽胃液、试温度 • 在鼻饲前注入少量温开水 • 注入速度及注入量适宜 • 灌注过程中反折胃管末端 • 鼻饲完毕少量温水冲洗 • 包扎管口、粘贴标签	2 2 5 2 2 2		
	拔管	• 拔管前解释 • 拔管动作轻柔 • 拔管方法正确 • 胃管末端反折包裹 • 协助患者漱口	2 2 3 2 2		
操作后（10 分）	整理	• 整理床单位 • 协助患者取舒适体位，交代注意事项 • 分类处理（毁型、消毒）用物	2 2 3		
	记录	• 洗手、记录注射日期及时间	3		
评价（15 分）	操作流程	• 整体操作流畅 • 处理问题灵活 • 操作时间超过 8 min，每超时 30 s 扣 1 分	2 2 3		
	提问		8		
总分			100		

五、注意事项

1. 插管时动作应轻柔，避免损伤食管黏膜，尤其是通过食管 3 个狭窄部位（环状软骨水平处、平气管分叉处、食管通过膈肌处）时。

2. 插管过程中的特殊处理：①若插管中出现恶心、呕吐，可暂停插管，并嘱患者做深呼吸，可分散患者注意力，缓解紧张；②如胃管误入气管，应立即拔出胃管，休息片刻后重新插管；③插入不畅时应检查口腔，了解胃管是否盘在口咽部，或将胃管抽出少许，再插入。

3. 每次鼻饲前应证实胃管在胃内且通畅，鼻饲前用少量温开水冲管后再进行喂食，鼻饲完毕后再次注入少量温开水，冲净胃管，防止鼻饲液积存于管腔中变质造成胃肠炎或堵塞管腔。

4. 鼻饲液温度应保持在 38~40 ℃，避免过冷或过热；新鲜果汁与奶液应分别注入，防止产生凝块；药片应研碎溶解后注入。每次鼻饲量不超过 200 ml，间隔时间大于 2 h。

5. 食管静脉曲张、食管梗阻的患者禁忌使用鼻饲法。

6. 长期鼻饲者应每天进行 2 次口腔护理，并定期更换胃管，晚间拔管，次晨再从另一侧鼻孔插入。普通胃管每周更换一次，硅胶胃管每月更换一次。

（冯娟）

任务十一　女患者导尿术

一、实训目标

1. 能正确进行女患者导尿术。
2. 能做到态度认真，解释用语规范合理，符合操作规程，并表现对患者的尊重和关心。

二、实训用物

1. 治疗车上层。

一次性导尿包：一次性导尿包为生产厂商提供的灭菌导尿用物包，包括初步消毒、再次消毒和导尿用物。初步消毒用物包括小方盘、内盛有数个消毒液棉球袋、镊子、纱布、手套；再次消毒及导尿用物包括弯盘、单腔导尿管或气囊导尿管、内盛 4 个消毒液棉球袋、镊子 2 把、自带无菌溶液的 10 ml 注射器、润滑油棉球袋、标本瓶、纱布、集尿袋、方盘、孔巾、无菌手套、外包治疗巾。

2. 治疗车下层：便盆及便盆巾、生活垃圾桶、医疗垃圾桶。

3. 其他：弯盘、一次性垫巾、浴巾、速干手消毒剂、标本瓶架。必要时备屏风。

三、操作标准及技术要求

操作目的：为尿潴留患者引流出尿液，减轻痛苦；协助临床诊断；为膀胱肿瘤患者进行局部化疗。

项目	项目内容	技术要求
素质要求	仪表举止	• 仪表大方，举止端庄，态度和蔼，面带微笑
	服装服饰	• 服装、鞋帽整洁，发型、着装符合要求
操作准备	患者准备	• 患者及家属了解导尿的目的、过程、注意事项，学会配合操作并自己清洗外阴
	环境准备	• 关闭门窗、调节病室温湿度，光线适中、安静整洁（口述）
	用物准备	• 用物准备齐全，摆放合理美观
	护士准备	• 修剪指甲、洗手（七步洗手法）（从此步骤开始计时）、戴口罩

续表

项目	项目内容	技术要求
操作流程	核对解释	•携用物至患者床旁，核对，解释导尿目的和配合要点，关闭门窗遮挡患者。 •操作者立于患者右侧，便盆置床尾床旁椅上，打开便盆巾
	安置体位	•松开床尾盖被，协助患者脱去对侧裤脚，盖于近侧腿上，必要时加盖浴巾。将盖被盖在对侧腿上 •协助取仰卧屈膝位，两腿略外展，暴露外阴，便于操作，不可过多暴露患者
	垫巾置盘	•将一次性垫巾垫于患者臀下，弯盘置于会阴下，保护床单不被污染 •将盛消毒液棉球及血管钳的治疗碗置于弯盘后、两腿之间，方便操作
	初步消毒	•左手戴手套，右手持血管钳或镊子夹取消毒液棉球依次消毒阴阜-大阴唇-小阴唇（左手拇指、示指分开大阴唇）-尿道口-肛门 •每个棉球限用一次，消毒顺序，由外向内，自上而下。污棉球置于弯盘内，消毒完毕将弯盘及治疗碗移至床尾或治疗车下层，脱下手套
	开包铺巾	•在患者两腿之间打开导尿包外层包布，按无菌要求打开导尿包
	戴无菌手套	•严格按无菌操作要求，戴好无菌手套
	铺巾摆物	•铺无菌孔巾于患者外阴处，使孔巾和内层包布衔接成一个无菌区。按操作顺序排列好用物
	润滑导管	•用润滑油棉球润滑导尿管前端，将一把血管钳或镊子和导尿管放于弯盘内并置于外阴处
	再次消毒	•左手拇指、示指分开并固定小阴唇，右手持血管钳夹取消毒液棉球，依次消毒：尿道口-对侧小阴唇-近侧小阴唇-尿道口，再次消毒顺序为：内-外-内，由上而下，每个棉球限用一次。消毒尿道口时，停留片刻，使消毒液充分与尿道口黏膜接触，达到消毒的目的。消毒毕将盛污棉球的弯盘、小药杯及消毒用的血管钳移至包布内层右后侧
	插管放尿	•左手继续分开固定小阴唇（既避免污染尿道口，又便于插管），右手将无菌治疗碗或弯盘移至孔巾口下，嘱患者张口呼吸，右手持血管钳夹持导尿管对准尿道口轻轻插入尿道4~6 cm，见尿液流出再插入1~2 cm •松开固定小阴唇的手，固定导尿管将尿液引入弯盘或治疗碗内，如弯盘内盛2/3满尿液，用血管钳夹住导尿管尾端，倒尿液于便盆内，再打开导尿管继续放尿
	观察患者	•观察患者的反应及感觉
	留取标本	•若需作尿培养，用无菌试管接取中段尿液5 ml，盖好瓶盖，放于试管架上（导尿毕，将尿标本贴好标签后及时送检）
	拔导尿管	•导尿毕，夹住导尿管尾端，轻轻拔出导尿管置于弯盘内，撤下孔巾，擦净外阴
	整理归位	•撤去导尿包、垫巾、浴巾，包裹所有一次性污物一并弃入医疗垃圾桶内，脱去手套；协助患者穿好裤子，取舒适卧位；整理床单位，询问患者感受及需要，致谢 •洗手（七步洗手法）、记录，脱口罩 •报告操作完毕（计时结束）
综合评价	操作方法	•程序正确，动作规范、美观，操作熟练
	操作效果	•无菌观念强，操作中无污染现象
	护患沟通	•语言恰当，态度和蔼，自然真切 •沟通有效，充分体现人文关怀，患者满意

四、评分标准

项目		要求	分值	得分	备注
素质要求（10 分）		•服装、鞋帽整洁，仪表大方，举止端庄 •微笑服务、态度和蔼、语言恰当	5 5		
操作前准备（10 分）	环境	•关闭窗户、遮挡患者、调节室温，让无关人员暂时离开	3		
	护士	•衣帽整洁、洗手、戴口罩	2		
	物品	•按需备齐用物，放置合理	3		
	患者	•患者及家属了解导尿的目的、过程、注意事项及配合操作要点	2		
操作流程（55 分）	核对解释	•核对床号、姓名 •解释导尿目的和过程	2 3		
	清洗外阴	•指导协助患者清洗外阴，以减少微生物数量	2		
	安置体位	•协助患者取仰卧屈膝位 •垫一次性垫巾于臀下	1 1		
	初步消毒	•顺序为从上至下、从外向内 •部位正确（错一个部位扣 1 分）	3 7		
	开包铺巾	•在患者两腿之间打开无菌导尿包 •戴手套 •铺孔巾和导尿包形成无菌区	2 3 3		
	理物润管	•物品齐全，排列整齐 •检查导尿管，润滑导尿管前端	1 2		
	再次消毒	•分开小阴唇固定，消毒顺序未错误	5		
	插导尿管	•第二次消毒后未松开左手 •插入尿道深度正确，见尿液流出再插入 1~2 cm	2 3		
	放尿及留取尿标本	•松开手，下移固定导尿管 •尿液引流至弯盘，夹紧尿管末端，及时将尿液倒入便盆内 •按要求留取尿培养标本，正确做法是用无菌标本瓶接取中段尿 5 ml，盖好瓶盖	3 3 4		
	拔导尿管	•导尿结束，夹闭导尿管末端，拔出导尿管置于弯盘内	5		
操作后（15 分）	整理	•撤下孔巾，擦净外阴，撤离各种用物至治疗车下层	5		
	安置患者	•协助患者穿好裤子，取舒适卧位 •整理床单位，撤去屏风、开窗通风	2 3		
	记录	•洗手、记录 •询问患者感觉，交代患者注意事项 •尿标本贴好标签送检	2 2 1		
评价（10 分）	操作流程	•操作步骤流畅，动作轻巧、稳重、熟练 •在 8 min 内完成，每超时 30 s 扣 1 分，累计扣分	2 3		
	提问		5		
总分			100		

五、注意事项

1. 注意保暖，避免过多暴露患者，保护其自尊和隐私。

2. 所有用物必须严格灭菌，执行无菌技术操作，以防尿路感染。

3. 选择粗细适宜、光滑的导尿管。插管时动作要轻柔、准确，避免损伤尿道黏膜。

4. 为女患者尤其是老年女性导尿时，应仔细观察、辨认尿道口，因为老年女性尿道口回缩易误插，如误入阴道，应另换无菌导尿管重新插入。另外，为男患者导尿时，如因膀胱颈部肌肉收缩产生阻力，应稍停片刻，嘱患者深呼吸，减轻尿道括约肌的紧张，再缓缓插入导尿管，切忌暴力。

5. 膀胱高度膨胀且又极度虚弱的患者，第一次放尿不得超过 1 000 ml，因大量放尿，会使腹腔内压急剧下降，血液大量滞留在腹腔血管内，可致血压下降而虚脱；又因膀胱内压突然降低，可致膀胱黏膜急剧充血，发生血尿。

6. 为避免损伤和其导致泌尿系统的感染，必须掌握男性和女性尿道的解剖特点。

（廖文玲）

任务十二　留置导尿管术

一、实训目标

1. 了解留置导尿的目的及尿道的解剖特点。

2. 能运用所学知识练习留置导尿术，并能掌握。

3. 练习中做到态度认真，解释用语规范合理，符合操作规程，表现对患者的尊重和关心，保护患者的隐私。

二、实训用物

1. 治疗车上层。

一次性导尿包：一次性导尿包为生产厂商提供的灭菌导尿用物包，包括初步消毒、再次消毒和导尿用物。初步消毒用物包括小方盘、内盛有数个消毒液棉球袋、镊子、纱布、手套；再次消毒及导尿用物包括弯盘、双腔气囊导尿管、内盛 4 个消毒液棉球袋、镊子 2 把、自带无菌溶液的 10 ml 注射器、润滑油棉球袋、标本瓶、纱布、集尿袋、方盘、孔巾、无菌手套、外包治疗巾。

2. 治疗车下层：便盆及便盆巾、生活垃圾桶、医疗垃圾桶。

3. 其他：弯盘、一次性垫巾、浴巾、速干手消毒剂、标本瓶架。必要时备屏风。

三、操作标准及技术要求

操作目的：抢救危重或休克患者时，正确记录尿量、尿比重，为病情变化提供依据；在盆腔手术中持续排空膀胱，避免手术中误伤；某些泌尿系统疾病手术后留置尿管，便于持续冲洗，并可减轻手术切口的张力，有利于愈合；为尿失禁或会阴部有伤口的患者引流尿液，保持会阴部清洁干燥，避免尿液的刺激；为尿失禁患者进行膀胱功能训练。

项目	项目内容	技术要求
素质要求	仪表举止	•仪表大方，举止端庄，态度和蔼，面带微笑
	服装服饰	•服装、鞋帽整洁，发型、着装符合要求
操作准备	患者准备	•患者及家属了解操作的目的、过程、注意事项，学会配合操作
	环境准备	•关闭门窗、调节病室温湿度，光线适中、安静整洁（口述）
	用物准备	•用物准备齐全，摆放合理美观
	护士准备	•修剪指甲、洗手（七步洗手法）（从此步骤开始计时）、戴口罩
操作流程	核对解释	•携用物至患者床旁，核对，解释留置导尿目的和配合要点，关闭门窗，遮挡患者 •操作者立于患者右侧，便盆置床尾床旁椅上，打开便盆巾
	安置体位	•松开床尾盖被，协助患者脱去对侧裤脚，盖于近侧腿上，必要时加盖浴巾，将被盖在对侧腿上 •协助取仰卧屈膝位，两腿略外展，暴露外阴，便于操作
	垫巾置盘	•将一次性垫巾垫于患者臀下，弯盘置于会阴下，保护床单不被污染 •将盛消毒液棉球及血管钳的治疗碗置于弯盘后、两腿之间，方便操作
	行导尿术	•同导尿法消毒会阴部及尿道口，插入气囊导尿管，见尿后再插入 7~10 cm，严格按无菌操作进行，防止泌尿系统感染 •排尿后，夹住导尿管末端，脱去手套，移开孔巾
	固定导尿管	•根据导尿管上注明的气囊容积向气囊注入等量的生理盐水，轻拉导尿管有阻力感，证实导尿管已固定于膀胱内
	接集尿袋	•将导尿管尾端与集尿袋的引流管接头连接，开放导尿管
	安置尿袋	•用橡皮圈、别针将集尿袋的引流管固定在床单上，并留出足够长度，防止因翻身牵拉，使导尿管滑出 •将集尿袋妥善地固定在床边并低于膀胱的高度
	整理归位	•协助患者穿裤，取舒适卧位，询问患者感觉及需要，致谢患者 •整理床单位，分类处置用物 •洗手，脱口罩，记录
	拔管	•核对解释，戴清洁手套 •取 10 ml 注射器抽出导尿管气囊内生理盐水 •夹闭引流袋，拔出导尿管，用纱布擦净会阴部 •协助患者穿好裤子，整理床单位，记录 •报告操作完毕（计时结束）
综合评价	操作方法	•程序正确，动作规范、美观，操作熟练
	操作效果	•无菌观念强，操作中无污染现象
	护患沟通	•语言恰当，态度和蔼，自然真切 •沟通有效，充分体现人文关怀，患者满意

四、评分标准

项目		要求	分值	得分	备注
素质要求 （10 分）		• 服装、鞋帽整洁，仪表大方，举止端庄 • 微笑服务、态度和蔼、语言恰当	5 5		
操作前准备 （10 分）	环境	• 关闭窗户、遮挡患者、调节室温，让无关人员暂时离开	3		
	护士	• 衣帽整洁、洗手、戴口罩	2		
	物品	• 按需备齐用物，放置合理	3		
	患者	• 患者及家属了解导尿的目的、过程、注意事项及配合操作要点	2		
操作流程 （70 分）	核对解释	• 核对床号、姓名 • 解释导尿目的和过程	2 3		
	清洗外阴	• 指导协助患者清洗外阴，以减少微生物数量	2		
	安置体位	• 协助患者取仰卧屈膝位 • 垫一次性垫巾于臀下	1 1		
	初步消毒	• 顺序为从上至下、从外向内 • 部位正确（错一个部位扣 1 分）	3 7		
	开包铺巾	• 在患者两腿之间打开无菌导尿包 • 戴手套 • 铺孔巾和导尿包形成无菌区	2 3 3		
	理物润管	• 物品齐全，排列整齐 • 检查导尿管，润滑导尿管前端	1 2		
	再次消毒	• 分开小阴唇固定，消毒顺序未错误	5		
	插管及留取尿标本	• 松开手，下移固定导尿管 • 插入尿道深度正确，见尿液流出再插入 5~7 cm • 留取尿培养标本方法正确	2 3 2		
	固定尿管	• 用注射器注入气囊容积等量的生理盐水，轻拉导尿管确定固定 • 导尿管从孔巾孔中穿出，末端与引流袋相接，别针固定	5 3		
	整理用物	• 撤下孔巾，擦净外阴，撤去各种用物至治疗车下层	2		
	安置患者	• 协助患者穿好裤子，取舒适卧位 • 整理床单位，撤去屏风，开窗通风	1 2		
	记录	• 询问患者感觉，交代患者注意事项 • 尿标本贴好标签送检 • 洗手，记录	2 1 2		
	拔管	• 解释，戴清洁手套 • 取 10 ml 注射器抽出导尿管气囊内生理盐水 • 夹闭引流袋、拔出导尿管 • 用纱布擦净会阴部 • 协助患者穿好裤子，整理床单位，记录	2 2 2 2 2		

续表

项目		要求	分值	得分	备注
评价（10分）	操作流程	•操作步骤流畅，动作轻巧、稳重、熟练 •在 10 min 内完成，每超时 30 s 扣 1 分，累计扣分	2 3		
	提问		5		
总分			100		

五、注意事项

1. 保持引流通畅：妥善放置引流管，避免受压、扭曲或堵塞。患者离床活动时，应用胶布将导尿管远端固定在大腿上，以防导尿管脱出。集尿袋不得超过膀胱高度并避免挤压，防止尿液反流，造成逆行感染。

2. 防止泌尿系统逆行感染：①保持尿道口清洁。女患者用消毒液棉球擦拭外阴及尿道口，男患者用消毒液棉球擦拭尿道口、龟头及包皮，每日 1~2 次。排便后及时清洗肛门及会阴部皮肤。②每日更换集尿袋。每日定时更换集尿袋，及时排空集尿袋，并记录尿量。③每周更换导尿管。每周更换导尿管 1 次，硅胶导尿管可酌情延长更换周期。④观察尿液。发现尿液混浊、沉淀、有结晶时，应行膀胱冲洗，每周尿常规检查 1 次。

3. 训练膀胱反射功能：长期留置导尿者，要拔管前可采用间歇性夹管和引流。夹住导尿管，每 3~4 h 开放 1 次，使膀胱定时充盈和排空，促进膀胱功能的恢复。

4. 气囊导尿管固定时要注意：不能过度牵拉尿管，以防膨胀的气囊卡在尿道内口，压迫膀胱壁或尿道，导致黏膜组织的损伤。

（廖文玲）

任务十三　大量不保留灌肠

一、实训目标

1. 熟悉肠道解剖结构知识。

2. 掌握常用灌肠溶液的温度、浓度和量；肛管粗细、插入深度、灌肠筒至肛门距离等。

3. 掌握灌肠过程中出现异常反应的观察及处理方法。

4. 能在老师指导下正确完成操作。

5. 练习中做到态度认真，解释用语规范合理，符合操作规程，表现对患者的尊重和关心，保护患者的隐私。

二、实训用物

1. 灌肠用具：治疗盘内备一次性灌肠袋或灌肠筒一套（橡胶管及接管，长约 120 cm，筒内盛灌肠液）、肛管、血管钳、润滑剂、棉签、卫生纸、弯盘、水温计，一次性手套、一次性垫巾。

2. 灌肠溶液：常用 0.1%~0.2%的肥皂液、生理盐水，成人每次用量为 500~1 000 ml，小儿根据年龄酌减，为 200~500 ml。溶液温度一般为 39~41 ℃，降温时用 28~32 ℃，中暑者用 4 ℃。

3. 其他：便盆、便盆巾、输液架、必要时备屏风。治疗盘外备速干手消毒剂，治疗车下层备生活垃圾桶、医疗垃圾桶。

三、操作标准及技术要求

操作目的：解除便秘、肠胀气；清洁肠道，为肠道手术、检查或分娩做准备；稀释并清除肠道内的有害物质，减轻中毒；灌入低温液体，为高热患者降温。

项目	项目内容	技术要求
素质要求	仪表举止	•仪表大方，举止端庄，态度和蔼，面带微笑
	服装服饰	•服装、鞋帽整洁，发型、着装符合要求
操作准备	患者准备	•患者及家属了解大量不保留灌肠的目的、过程、注意事项，学会配合操作，嘱患者排空膀胱
	环境准备	•清洁、宽敞、安全、光线适中（口述）、酌情关闭门窗，用屏风或床帘遮挡
	用物准备	•用物准备齐全，摆放合理美观
	护士准备	•修剪指甲、洗手（七步洗手法）（从此步骤开始计时）、戴口罩
操作流程	评估患者	•评估患者一般状况、合作程度、皮肤状况、情绪、肛周皮肤黏膜及心理需要等
	核对解释	•备齐用物携至患者床边，核对床号、姓名、腕带 •解释操作目的及配合方法，嘱患者排尿
	安置体位	•取左侧卧位，双膝屈曲，脱裤至膝部，臀部移至床沿，暴露臀部，盖好被子，防止患者受凉，保护患者隐私 •不能自主控制排便的患者可取仰卧位
	垫巾置盘	•垫一次性垫巾于臀下，置弯盘于臀边，备卫生纸于垫巾上
	挂筒排气	•挂灌肠筒或一次性灌肠袋于输液架上，筒内液面距肛门 40~60 cm •戴手套 •润滑肛管前端，连接肛管，排尽管内气体，夹管
	插管灌液	•一手垫卫生纸分开臀裂显露肛门，嘱患者深呼吸，另一手将肛管轻轻插入直肠 7~10 cm（小儿插入 4~7 cm），固定肛管 •开放管夹，使液体缓缓流入

续表

项目	项目内容	技术要求
操作流程	观察处理	• 观察筒内液面下降情况及患者反应 • 如液面下降过慢或停止，多因肛管前端阻塞，可移动肛管或挤捏肛管使堵塞管孔的粪块脱落；如患者感觉腹胀或有便意，可嘱其张口深呼吸以放松腹肌，减轻腹压，转移患者注意力；同时降低灌肠筒高度以减慢流速，或暂停片刻；如患者出现面色苍白、脉速、出冷汗、剧烈腹痛，心慌气促等，则可能发生肠道剧烈痉挛或出血，应立即停止灌肠，与医生联系，及时给予处理
	拔出肛管	• 灌肠液即将流尽时夹管，避免空气进入肠道及灌肠液、粪便随管流出。用卫生纸包裹肛管轻轻拔出，分离肛管置于医疗垃圾桶内，用卫生纸擦净肛门
	保留溶液	• 协助患者取舒适的卧位，嘱患者尽量保留 5~10 min 后再排便，以充分软化粪便 • 降温灌肠，液体应保留 30 min。排便后 30 min 测量体温并记录
	协助排便	• 不能下床的患者给予便盆，将呼叫器及卫生纸放于易取处 • 对危重患者应等候至排便完毕，清洁局部，取出便盆、一次性垫巾等
	整理归位	• 协助取舒适卧位，询问患者感受及需要，致谢 • 整理床单位，开窗通风，分类处置用物 • 观察大便性质、颜色、量，必要时留取标本送检 • 洗手，在体温单大便栏目内记录灌肠结果并签名。如灌肠后排便一次记为 1/E，如灌肠后未排便为 0/E • 脱口罩，报告操作完毕（计时结束）
综合评价	操作方法	• 程序正确，动作规范、美观，操作熟练
	操作效果	• 无菌观念强，操作中无污染现象
	护患沟通	• 语言恰当，态度和蔼，自然真切 • 沟通有效，充分体现人文关怀，患者满意

四、评分标准

项目		要求	分值	得分	备注
素质要求（10 分）		• 服装、鞋帽整洁，仪表大方 • 微笑服务、态度和蔼、语言恰当	5 5		
操作前准备（10 分）	环境	• 关闭窗户、遮挡患者、调节室温，让无关人员暂时离开	2		
	护士	• 衣帽整洁、洗手、戴口罩	2		
	物品	• 按需备齐用物，放置合理 • 检查灌肠液	2 2		
	患者	• 患者及家属了解导尿的目的、过程、注意事项，能配合操作，排尿	2		

续表

项目		要求	分值	得分	备注
操作流程（55分）	核对解释	• 核对床号、姓名 • 解释导尿目的和过程	2 3		
	安置体位	• 安置合适体位 • 脱裤至膝部	2 2		
	铺巾置盘	• 在臀下垫橡胶单、治疗巾 • 在臀边放弯盘，卫生纸放于垫巾上	2 2		
	挂筒排气	• 挂灌肠筒于输液架上，液面距肛门 40~60 cm • 连接、润滑肛管 • 夹管、排气、排液量合适	6 2 2		
	插管灌液	• 充分暴露肛门 • 嘱患者深呼吸 • 肛管深度达到 7~10 cm • 固定肛管，灌肠液速度合适 • 观察液面下降及患者反应，遇情况及时处理 • 口述 • 溶液即将流完时夹管，未污染床单 • 将肛管置于弯盘内方法正确，擦净肛门 • 嘱患者尽量忍耐 5~10 min 后排便	2 2 4 2 8 4 4 2 4		
操作后（10分）	安置患者	• 取出一次性垫巾 • 协助患者取舒适体位	2 2		
	整理记录	• 整理床单位、用物分类放置 • 按七步洗手法洗手 • 记录（记录应准确及时、符合要求）	2 2 2		
评价（15分）	操作流程	• 操作步骤流畅，动作轻巧、稳重、熟练 • 做到灌肠压力、肛管粗细、插入深度符合要求 • 操作时间超过 8 min，每超过 30 s 扣 1 分，累计扣分	2 3 5		
	提问		5		
总分			100		

五、注意事项

1. 准确掌握灌肠溶液的温度、浓度、流速、压力和溶液的量。肝昏迷患者禁用肥皂水灌肠，以减少氨的产生和吸收；充血性心力衰竭或水钠潴留患者禁用生理盐水灌肠，以防加重水钠潴留。

2. 伤寒患者灌肠时灌肠筒内液面不得高于肛门 30 cm，液体量不得超过 500 ml。

3. 插管时，应嘱患者深呼吸与放松，以利插入肛管。如插管受阻，可退出少许，旋转后缓缓插入。切勿用力插管，以免损伤肠黏膜。

4. 冬季注意保暖，防止着凉。灌肠时应随时注意患者病情变化，如发现患者脉速、面色苍白、出冷汗、剧烈腹痛、心慌气急时应立即停止灌肠并通知医生，做出合理的处理。

5. 妊娠、急腹症、消化道出血和严重心血管疾病的患者禁忌灌肠。

6. 各种灌肠法的特点见下表。

类型	常用溶液	温度/P	量/ml	肛管深度/cm	时间/min
大量不保留灌肠	0.1%~0.2%的肥皂液、生理盐水	排便:39~41℃ 降温:28~32℃ 中暑:4℃	成人:500~1 000 小儿:200~500	成人:7~10 小儿:4~7	5~10
小量不保留灌肠	“1、2、3”溶液(分别为50%硫酸镁溶液 30 ml、甘油 60 ml、温开水 90 ml)	38℃	120~180	7~10	10~20
保留灌肠	药物遵医嘱准备	39~41℃	不超过 200	15~20	60

(廖文玲)

任务十四 氧气雾化吸入法

一、实训目标

1. 了解超声波雾化吸入法的目的和原理。
2. 掌握常用药物及其作用。
3. 能在老师指导下正确完成超声波雾化吸入。
4. 练习中做到态度认真,解释用语规范合理,符合操作规程,表现对患者的尊重和关心。

二、实训用物

1. 治疗车上层:治疗盘内放置药液(遵医嘱备)、无菌生理盐水(适量)、治疗巾、弯盘、治疗卡或治疗单、氧气雾化吸入器一套。治疗盘外备速干手消毒剂,治疗车下层备医疗垃圾桶、生活垃圾桶。

2. 常用药物及其作用。

(1)控制呼吸道感染,消除炎症:庆大霉素、卡拉霉素等。

(2)扩张支气管,解除支气管痉挛:氨茶碱、沙丁胺醇等。

(3)稀释痰液,帮助祛痰:α-糜蛋白酶、乙酰半胱氨酸(痰咳净)等。

(4)糖皮质激素类,可以减轻呼吸道黏膜水肿:地塞米松、布地奈德混悬液等。

三、操作标准及技术要求

操作目的：减轻呼吸道炎症反应，预防和控制呼吸道感染；解除支气管痉挛，改善通气功能；湿化气道，稀释痰液。

项目	项目内容	技术要求
素质要求	仪表举止	• 仪表大方，举止端庄，态度和蔼，面带微笑
	服装服饰	• 服装、鞋帽整洁，发型、着装符合要求
操作准备	患者准备	• 患者及家属了解雾化吸入的目的、过程、注意事项，学会配合操作
	环境准备	• 清洁、宽敞、安全、光线适中（口述）
	用物准备	• 用物准备齐全，摆放合理美观
	护士准备	• 修剪指甲、洗手（七步洗手法）（从此步骤开始计时）、戴口罩
操作流程	评估患者	• 评估患者病情，呼吸道有无痰液、黏膜水肿等，对雾化吸入法的了解情况、心理状态、合作程度 • 向患者解释氧气雾化吸入的目的、方法、注意事项及配合要点
	查对备药	• 查对医嘱、药物标签及质量 • 使用前检查雾化吸入器与吸氧装置 • 铺无菌盘 • 配制药液，将药液抽吸好注入氧气雾化器药杯内，放入无菌盘备用，不超过规定刻度，一般为 5 ml
	核对解释	• 将备好的用物推至患者床前 • 查对床号、姓名、腕带 • 解释，取得患者合作
	取位铺巾	• 协助取舒适卧位，颌下铺巾
	连接氧气	• 连接雾化器的进气口与氧气输出管，调节氧流量 6~8 L/min，药雾形成
	雾化吸入	• 再次核对患者信息并解释 • 嘱患者手持雾化器，将口含嘴放入患者口中（或用面罩罩住患者口鼻部），紧闭口唇深吸气，用鼻呼气，如此反复至药液吸完
	结束雾化	• 治疗完毕，取下口含嘴或面罩，关闭氧气开关 • 协助患者漱口、擦干面部 • 协助取舒适卧位，交代注意事项，询问患者感受及需要，致谢
	整理记录	• 整理床单位，分类处置用物，冲洗雾化器后浸泡消毒 1h，再洗净晾干备用（一次性用物按规定处理） • 洗手，脱口罩，观察，记录并签名 • 报告操作完毕（计时结束）
综合评价	操作方法	• 程序正确，动作规范、美观，操作熟练
	操作效果	• 严格遵循操作规程，操作中关爱患者
	护患沟通	• 语言恰当，态度和蔼，自然真切 • 沟通有效，充分体现人文关怀，患者满意

四、评分标准

项目		要求	分值	得分	备注
素质要求（10分）		•服装、鞋帽整洁，仪表大方，举止端庄 •微笑服务、态度和蔼、语言恰当	5 5		
操作前准备（15分）	环境	•环境整洁、安静，无热源	2		
	护士	•衣帽整洁、洗手、戴口罩	3		
	物品	•按需备齐用物 •放置合理	2 3		
	患者	•患者及家属了解雾化吸入的目的、过程、注意事项，能配合操作 •清洁口腔	2 3		
操作流程（50分）	核对解释	•查对患者床号、姓名、腕带、药液 •评估患者病情、药物过敏史 •评估自理能力、咳痰情况 •告知患者注意事项	2 2 2 2		
	查对备药	•查对医嘱、药物标签及质量 •铺无菌盘，未造成污染 •配制药液，将药液抽吸好注入氧气雾化器药杯内，放入无菌盘备用，不超过规定刻度，一般为5 ml	2 2 4		
	安置体位	•安置舒适体位	2		
	仪器装配	•检查氧气装置，连接正确	4		
	雾化吸入	•再次核对患者信息并解释 •口含嘴或面罩放置部位正确 •指导患者有效呼吸 •交代吸入时间 •观察患者治疗情况	4 4 4 4 4		
	雾化结束	•先取下口含嘴或面罩，再关氧气 •吸入完毕拍背（按病情需要） •指导有效咳嗽（按病情需要）	4 2 2		
操作后（10分）	安置患者	•擦干面部，协助患者取舒适体位	4		
	整理记录	•整理床单位 •正确处理用物 •洗手、记录	2 2 2		
评价（15分）	操作流程	•操作规范、程序流畅 •体现关心、爱护患者 •操作时间未超过10 min	3 3 4		
	提问		5		
总分			100		

五、注意事项

1. 注意用氧安全,操作中严禁接触烟火和易燃品。
2. 氧气湿化瓶内勿放湿化液,以免液体进入雾化吸入器内使药液稀释影响疗效。
3. 观察患者痰液情况,若痰液不易咳出,可给予拍背、吸痰等,以协助患者排痰。

(廖文玲)

任务十五　药物抽吸

一、实训目标

1. 熟练掌握从安瓿内吸取药液法、自密封瓶内吸取药液法、结晶粉剂吸药法、油剂混悬剂吸药法。

2. 严格遵循无菌操作原则和查对制度,在老师的指导下正确完成操作全过程。

3. 在操作流程中,态度严谨,一丝不苟,注意职业防护。

二、实训用物

1. 治疗车上层:注射盘内备无菌持物钳、皮肤消毒液(2%碘酊、75%乙醇溶液,放于三瓶架上)、医嘱或注射单、合适的注射器和针头、药物、砂轮、开瓶器、棉签、弯盘。注射盘外备速干手消毒剂。

2. 治疗车下层:医疗垃圾桶、生活垃圾桶、锐器盒。

三、操作标准及技术要求

操作目的:保持药液无菌状态;为后续注射做准备。

项目	项目内容	技术要求
素质要求	仪表举止	•仪表大方,举止端庄,轻盈矫健
	服装服饰	•服装、鞋帽整洁,发型、着装符合要求
操作准备	环境准备	•清洁、宽敞、安全、光线适中(口述)
	用物准备	•用物准备齐全,摆放合理美观
	护士准备	•修剪指甲、取下腕表、洗手(七步洗手法)(从此步骤开始计时)、戴口罩

续表

项目	项目内容	技术要求
操作流程	检查核对	•药物与注射卡核对准确 •核对药物:药名、浓度、剂量、用法、有效期 •检查安瓿:有无破损、变质、生产批号 •注射器:生产日期、生产批号、包装是否漏气
	自安瓿内吸药法	•消毒安瓿:左手竖直拿着安瓿,右手轻弹安瓿顶端,使药液弹至体部。用 70%的乙醇溶液环行消毒安瓿颈部和砂轮一侧边缘 •折断安瓿:用消毒后的砂轮在安瓿颈部划痕,再用蘸消毒液棉签消毒并拭去玻璃碎屑后用无菌纱布包住颈部,折断安瓿(如安瓿颈部有蓝点则不需划痕,消毒后直接折断即可) •取注射器:从注射器包装尾部撕开,取出并检查注射器质量,取下针头保护套放入包装袋内 •抽吸药液:从小安瓿中吸取药液时,左手示指和中指夹紧安瓿,拇指和无名指固定针栓,从大安瓿中吸取药液时,左手拇指和示指持大安瓿,大鱼际肌和其余三指固定针筒,右手持注射器将针头置入药液中,针尖斜面向下,右手抽动注射器活塞吸取药液,吸药时不得用手握住活塞,只能持活塞柄
		•排气:吸药毕,示指固定针栓将针头平稳移出,顺势抽动活塞将针头内药液抽入注射器,然后使针头垂直向上;再轻抽活塞后上推使气泡聚集于乳头部位,轻推活塞,排出气体 •备用:将针头护套套于针头上,再次核对后,放于无菌巾或无菌棉垫内备用
	自密封瓶内吸药法	•打开铝盖:用启瓶器除去铝盖中心部分 •消毒瓶塞:用 2%的碘酊和 70%的乙醇溶液棉签由里向外消毒瓶塞顶部及周围,待干(如为皮试用的青霉素,只需用 70%的乙醇溶液消毒) •注气加压:检查注射器后往瓶内注入与所需药液等量空气,以增加瓶内压力,避免吸药时形成负压 •抽吸药液:倒转药瓶及注射器,使针头斜面在药液内,吸取药液至所需量,示指固定针栓,拔出针头 •排气备用:使针头垂直向上,再轻抽活塞后上推使气泡聚集于乳头部位,轻推活塞,排出气体,用针头护套套于针头上,再次核对后,放于无菌巾或无菌棉垫内备用
	结晶、粉剂吸药法	•结晶或粉剂药先用生理盐水、注射用水或专用溶媒充分溶解后再吸取
	油剂混悬剂吸药法	•油剂根据药物性能经加温或用两手对搓后吸取;油剂及混悬剂吸取时应选用稍粗针头
	整理归位	•整理、分类处置用物 •洗净双手,脱口罩 •报告操作完毕(计时结束)
综合评价	操作方法	•程序正确,动作规范、美观,操作熟练
	操作效果	•严格遵循操作规程,操作中关爱患者
	操作态度	•认真、严谨,有科学的态度

四、评分标准

项目		要求	分值	得分	备注
素质要求 （5分）		•服装、鞋帽整洁，以及仪表大方、举止端庄 •微笑服务、语言柔和恰当、态度和蔼可亲	2 3		一项不符合要求扣1分
操作前准备 （15分）	环境	•环境整洁、安静、安全、舒适	2		用物缺一件扣1分
	护士	•洗手、戴口罩、修剪指甲	3		
	用物	•按医嘱备药 •用物准备齐全 •用物放置合理	2 6 2		
操作流程 （65分）	检查核对	•核对医嘱 •检查药物	2 2		
	自安瓿内吸药法	•弹药液 •消毒正规 •用纱布包裹折断安瓿 •检查注射器包装是否过期、漏气 •抽吸方法正确 •药液剂量准确	3 3 3 2 8 2		
	自密封瓶吸药法	•消毒正规 •检查注射器包装是否过期、漏气 •注入等量的空气 •抽吸方法正确 •药液剂量准确 •固定针栓拔针头	3 2 3 8 2 2		
	排尽空气	•排气时固定针头 •药液未流下污染针头 •未浪费药液 •气体排尽	2 2 2 4		
	核对备用	•再次核对 •套针帽时针头未污染 •将注射器尾部放入无菌巾内备用 •贴标签	2 3 3 2		
评价 （15分）	操作流程	•程序流畅、动作轻巧、稳重、熟练 •操作时间不超过5 min	3 2		
	提问		10		
总分			100		

五、注意事项

1. 严格遵守无菌操作原则，保持注射器、针头无菌，避免药液污染。

2. 针头进入或取出安瓿时，不可触及安瓿外口；吸药时，手只能触及活塞柄，不能握住活塞;示指只能触及针栓,不可触及针梗或针尖。不可将针栓插入安瓿内,以免污染药液。

3. 排气时,示指固定针栓,不可触及针梗;轻推活塞排气,防止药液浪费;如注射器乳头部位偏向一侧,则将乳头向上倾斜,以便排气。

4. 药液现用现抽吸,避免污染和效价降低。

(冯娟)

任务十六 皮内注射

一、实训目标

1. 严格遵守查对制度和无菌操作原则。

2. 学会皮内注射的操作技术。

3. 熟练掌握皮内注射的目的、部位、用物准备及注意事项。

4. 练习中做到态度认真,解释用语规范合理,符合操作规程,表现对患者的尊重和关心,保护患者的隐私。

二、实训用物

1. 治疗车上层。

(1)治疗盘内:无菌持物钳、碘伏、75%乙醇溶液、无菌纱布、砂轮、剪刀、棉签、弯盘、一次性1 ml注射器;

(2)注射盘内:75%乙醇溶液或其他皮肤消毒剂、棉签、弯盘、一次性治疗巾;另备药敏试验抢救盒(0.1%的盐酸肾上腺素、地塞米松各1支,2 ml、5 ml的一次性注射器各1支);

(3)遵医嘱准备药液;

(4)其他:挂表、速干手消毒剂、医嘱单、治疗卡、笔、抹布;

2. 治疗车下层:医疗垃圾桶、生活垃圾桶、锐器盒。

三、操作标准及技术要求

操作目的:用于药物的皮肤过敏试验。

项目	项目内容	技术要求
素质要求	仪表举止	•仪表大方,举止端庄,轻盈矫健
	服装服饰	•服装、鞋帽整洁,发型、着装符合要求

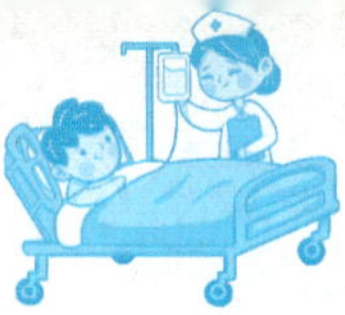

续表

项目	项目内容	技术要求
操作准备	环境准备	•清洁、宽敞、安全、光线适中(口述)
	用物准备	•用物准备齐全,摆放合理美观 •取无菌治疗巾备无菌区(半铺半盖于注射盘内)
	患者准备	•患者及家属了解皮内注射的目的、过程、注意事项,学会配合操作
	护士准备	•修剪指甲、取下腕表、洗手(七步洗手法)(从此步骤开始计时)、戴口罩
操作流程	根据医嘱备药	•双人核对医嘱,按照注射单取药,双人核对检查药名、浓度、剂量、有效期,检查药液质量
		•消毒安瓿颈部,用砂轮在安瓿颈部锯一齿痕,用75%乙醇溶液棉签擦拭锯痕处屑末,用无菌纱布包裹安瓿并折断,检查药液内有无碎屑
		•检查一次性注射器有效期,包装是否完好
		•核对药物无误,将针头斜面朝下置入安瓿内的药液中,按照无菌操作原则抽吸药液
		•抽吸完毕,排尽空气,再次核对药物无误,按照无菌原则放入备好的无菌治疗巾内
		•整理治疗台,再次洗手
	核对、解释	•携用物至患者床旁,再次核对
	安置卧位	•协助患者取合适的卧位,选择并暴露注射部位(药物过敏试验在前臂掌侧下1/3处;预防接种在上臂三角肌外侧)
	消毒皮肤	•用75%的乙醇溶液消毒注射部位
	核对、排气	•再次核对,排尽空气(如做皮肤试验将药液推至整刻度)
	注射推药	•左手绷紧皮肤,右手持注射器,示指固定针栓,针头斜面向上,与皮肤呈5°角刺入皮内,待针头斜面全部刺入皮内后,放平注射器左手拇指固定针栓,右手推入药液0.1 ml,使局部皮肤隆起呈半球状皮丘,皮肤变白,毛孔变大
	拔针	•注射毕,快速拔针,不用棉签按压
	核对	•再次核对,记录时间。皮试20 min后由两名护士观察结果
	嘱咐患者	向患者交代注意事项: •勿按揉皮丘 •暂时不要离开病房 •如有不适请立即告知
	整理观察	•协助取舒适卧位,询问患者感受及需要,致谢 •整理床单位,分类处置用物 •观察患者反应及皮试结果(结果判断:阴性皮丘无改变,周围不红肿,无红晕,无自觉症状。阳性局部皮丘隆起,出现红晕硬块,直径大于1 cm,周围出现伪足、有痒感,严重时可出现过敏性休克) •洗手、取口罩,记录
	报告	•报告操作完毕(计时结束)
综合评价	操作方法	•程序正确,动作规范、美观,操作熟练
	操作效果	•严格遵循操作规程,操作中关爱患者
	操作态度	•认真、严谨,有科学的态度

四、评分标准

项目		要求	分值	得分	备注
素质要求（5分）		•服装、鞋帽整洁，以及仪表大方、举止端庄 •微笑服务、语言柔和恰当、态度和蔼可亲	2 3		一项不符合要求扣1分
操作前准备（15分）	环境	•环境整洁、安静、安全、舒适	2		无菌观念差、污染严重者为不及格
	护士	•核对并转抄医嘱 •评估患者病情、治疗情况及有无药物过敏史、家族史、用药史、注射部位的皮肤状况 •洗手、戴口罩、修剪指甲	2 3 2		
	用物	•用物准备齐全 •用物放置合理	2 2		
	患者	•能理解目的，愿意合作	2		
操作流程（55分）	抽吸药液	•核对医嘱 •检查药物 •抽吸方法正确 •排气时固定针头，未浪费药液 •气体排尽 •稀释正确、浓度配比正确 •将注射器尾部放入无菌巾内备用	2 2 2 2 2 2 2		
	核对解释	•核对患者及腕带 •解释	2 2		
	选择部位	•选择部位正确	2		
	消毒皮肤	•用75%乙醇溶液消毒皮肤 •直径达5 cm以上，待干	2 2		
	再次核对	•再次核对药物、患者	2		
	排气注射	•排气合格 •未污染针头 •进针角度正确 •注入药量准确、不漏药液 •固定手法正确 •皮丘的质量达标	2 2 4 4 2 5		皮丘未形成不得分
	拔针	•注射完毕，拔针操作正确，不用棉签按压 •再次核对	2 2		
	嘱咐患者	•不要外出 •不要按揉注射部位 •有任何不适及时向医护人员反映	2 2 2		

续表

项目		要求	分值	得分	备注
操作后（15 分）	整理记录	•整理床单位 •协助患者取舒适体位 •分类处理（毁型、消毒）用物 •洗手，记录注射日期及时间	1 1 2 2		
	观察判断	•判断皮丘方法正确	5		
	记录	•记录（正确方法：若阴性，用蓝笔记录；若阳性，用红笔记录） •同时告知患者及其家属	2 2		
评价（10 分）	操作流程	•整体操作流畅 •处理问题灵活 •操作时间不超过 8 min，每超时 30 s 扣 1 分，累计扣分	1 1 3		
	提问		5		
总分			100		

五、注意事项

1. 注意执行查对制度和无菌原则。

2. 进行药物过敏试验前，应详细询问用药史、过敏史、家族史。如有对所用药物过敏者，应不做皮试，并与医生联系，更换其他药物。

3. 忌用碘类消毒液消毒皮肤，以免脱碘不彻底影响结果观察及与碘过敏反应相混淆。

4. 注射完毕，拔针不用棉签按压，告知患者不按揉局部。

5. 如对结果有怀疑，应做对照试验，用另一注射器及针头，在另一侧相同部位注入 0.9% 氯化钠溶液 0.1 ml，20 min 后观察对照反应。

（冯娟）

任务十七　皮下注射

一、实训目标

1. 严格遵守查对制度和无菌操作原则。

2. 学会皮下注射的操作技术。

3. 熟练掌握皮下注射的目的、部位、用物准备及注意事项。

4. 练习中做到态度认真，解释用语规范合理，符合操作规程，表现对患者的尊重和关心，保护患者的隐私。

二、实训用物

1. 治疗车上层。

（1）治疗盘内：无菌持物钳、碘伏、75%乙醇溶液、无菌纱布、砂轮、剪刀、棉签、弯盘、一次性注射器。

（2）注射盘内：碘伏、棉签、弯盘、一次性治疗巾。

（3）遵医嘱准备药液。

（4）其他：速干手消毒剂、医嘱单、治疗卡、笔、抹布。

2. 治疗车下层：医疗垃圾桶、生活垃圾桶、锐器盒。

三、操作标准及技术要求

操作目的：通过皮下注射给予药物，多用于预防接种、局部麻醉和胰岛素注射。

项目	项目内容	技术要求
素质要求	仪表举止	•仪表大方，举止端庄，轻盈矫健
	服装服饰	•服装、鞋帽整洁，发型、着装符合要求
操作准备	环境准备	•清洁、宽敞、安全、光线适中（口述）
	用物准备	•用物准备齐全，摆放合理美观，取无菌治疗巾备无菌区（半铺半盖于注射盘内）
	患者准备	•患者及家属了解皮下注射的目的、过程、注意事项，学会配合操作
	护士准备	•修剪指甲、取下腕表、洗手（七步洗手法）（从此步骤开始计时）、戴口罩
	根据医嘱备药	•按照注射单取药，双人核对检查药名、浓度、剂量、有效期，检查药液质量 •消毒安瓿颈部，用砂轮在安瓿颈部锯一齿痕，用75%乙醇溶液棉签擦拭锯痕处屑末，用无菌纱布包裹安瓿并折断，检查药液内有无碎屑 •检查一次性注射器有效期，包装是否完好 •核对药物无误，将针头斜面朝下置入安瓿内的药液中，按照无菌操作原则抽吸药液 •抽吸完毕，排尽空气，再次核对药物无误，按照无菌原则放入备好的无菌治疗巾内 •整理治疗台，再次洗手
	核对、解释	•携用物至患者床旁，再次核对 •解释操作目的，取得患者合作
	安置卧位	•协助患者取合适的卧位，选择并暴露注射部位（根据情况可选择上臂三角肌下缘、腹部、后背、大腿外侧等部位）
	消毒皮肤	•常规消毒注射部位皮肤，直径大于5 cm，待干
	核对、排气	•再次核对，排尽空气
	绷皮进针	•左手绷紧皮肤，右手持注射器，示指固定针栓，针头斜面向上，与皮肤呈30°~40°角（过瘦者可用左手捏起注射部位的皮肤），快速刺入针头的2/3
	抽回血	•右手示指固定针栓，松开左手，用左手示指、拇指抽动活塞无回血，切不可将药液注入血管内 •缓慢、均匀推注药液，观察、询问患者反应

续表

项目	项目内容	技术要求
操作准备	拔针按压	• 注射毕，用干棉签轻按针眼迅速拔针，按压 2~3 min，减轻疼痛，并防止药液外溢
	整理观察	• 再次核对后，协助取舒适卧位，观察用药后反应，询问患者感受及需要，致谢 • 整理床单位 • 分类处置用物 • 洗手、取口罩，记录并签名
	报告	• 报告操作完毕（计时结束）
综合评价	操作方法	• 程序正确，动作规范、美观，操作熟练
	操作效果	• 严格遵循操作规程，操作中关爱患者
	操作态度	• 认真、严谨，有科学的态度

四、评分标准

项目		要求	分值	得分	备注
素质要求 （5 分）		• 服装、鞋帽整洁，仪表大方、举止端庄 • 微笑服务、语言柔和恰当、态度和蔼可亲	2 3		一项不符合要求扣 1 分
操作前准备 （15 分）	环境	• 环境整洁、安静、安全、舒适	2		无菌观念差、污染严重者为不及格
	护士	• 核对并转抄医嘱 • 评估患者病情、治疗情况以及注射部位的皮肤状况 • 洗手、戴口罩、修剪指甲	2 3 2		
	用物	• 用物准备齐全 • 用物放置合理	2 2		
	患者	• 能理解目的，愿意合作	2		
操作流程 （55 分）	抽吸药液	• 核对医嘱 • 检查药物及注射器 • 抽吸方法正确 • 排气时固定针头，未浪费药液 • 气体排尽 • 将注射器尾部放入无菌巾内备用	2 2 2 2 2 2		
	核对解释	• 核对患者及腕带 • 解释	2 2		
	选择部位	• 选择部位正确	6		
	消毒皮肤	• 常规消毒皮肤 • 直径达 5 cm 以上，待干	2 2		

续表

项目		要求	分值	得分	备注
操作流程（55 分）	再次核对	•再次核对药物、患者	2		
	排气注射	•排气合格 •未污染针头 •绷紧或捏起皮肤 •进针角度或深度正确 •固定手法正确 •抽回血 •推药速度适宜，未漏出药液 •观察患者反应	2 2 2 8 4 2 3 2		
	拔针	•注射完毕，拔针，用干棉签按压	2		
操作后（10 分）	核对观察	•再次核对药物、患者，观察用药后反应	2		
	整理记录	•整理床单位 •协助患者取舒适体位、交代注意事项 •分类处理（毁型、消毒）用物 •洗手、记录注射日期及时间	2 2 2 2		
评价（15 分）	操作流程	•整体操作流畅 •处理问题灵活 •操作时间不超过 8 min，每超时 30 s 扣 1 分，累计扣分	2 2 3		
	提问		8		
总分			100		

五、注意事项

1. 注针头刺入角度不宜大于 45°，以免刺入肌层；如患者过瘦可捏起局部皮肤，并适当减小进针角度。

2. 对皮肤有刺激作用的药物不宜作皮下注射。

3. 经常注射者，应建立注射部位的使用计划，可采取循环选择办法，避免局部产生硬结，以利于药物吸收。

4. 注射少于 1 ml 的药液，必须用 1 ml 注射器，以保证注入药液剂量准确。

5. 注射时避开瘢痕、压痛和结节，以防药液吸收不良。

（叶海芳）

任务十八　肌内注射

一、实训目标

1. 严格遵守查对制度和无菌操作原则。

2. 熟练掌握肌内注射的操作技术。

3. 熟练掌握肌内注射的目的、部位、用物准备及注意事项。

4. 练习中做到态度认真，解释用语规范合理，符合操作规程，表现对患者的尊重和关心，保护患者的隐私。

二、实训用物

1. 治疗车上层。

（1）治疗盘内：无菌持物钳、碘伏、75%乙醇溶液、无菌纱布、砂轮、剪刀、棉签、弯盘、一次性注射器。

（2）注射盘内：碘伏、棉签、弯盘、弯止血钳、一次性治疗巾。

（3）遵医嘱准备药液。

（4）其他：速干手消毒剂、医嘱单、治疗卡、笔、抹布。

2. 治疗车下层：医疗垃圾桶、生活垃圾桶、锐器盒。

三、操作标准及技术要求

操作目的：通过肌内注射给患者实施药物治疗。

项目	项目内容	技术要求
素质要求	仪表举止	•仪表大方，举止端庄，轻盈矫健
	服装服饰	•服装、鞋帽整洁，发型、着装符合要求
操作准备	环境准备	•清洁、宽敞、安全、光线适中（口述）
	用物准备	•用物准备齐全，摆放合理美观 •取无菌治疗巾备无菌区（半铺半盖于注射盘内）
	患者准备	•患者及家属了解肌内注射的目的、过程、注意事项，学会配合操作 •了解患者过敏史、用药史及患者注射部位的状况
	护士准备	•修剪指甲、取下腕表、洗手（七步洗手法）（从此步骤开始计时）、戴口罩

续表

项目	项目内容	技术要求
操作流程	根据医嘱备药	•按照注射单取药，双人核对检查药名、浓度、剂量、有效期，检查药液质量 •消毒安瓿颈部，用砂轮在安瓿颈部锯一齿痕，用75%乙醇溶液棉签擦拭锯痕处屑末，用无菌纱布包裹安瓿并折断，检查药液内有无碎屑 •检查一次性注射器有效期，包装是否完好 •核对药物无误，将针头斜面朝下置入安瓿内的药液中，按照无菌操作原则抽吸药液 •抽吸完毕，排尽空气，再次核对药物无误，按照无菌原则放入备好的无菌治疗巾内 •整理治疗台，再次洗手
	核对、解释	•携用物至患者床旁，再次核对
	安置卧位	•为患者进行遮挡，协助患者取合适的卧位，选择并暴露注射部位（根据情况可选择臀大肌、臀中肌、臀小肌、股外侧肌、上臂三角肌等部位）
	消毒皮肤	•常规消毒注射部位皮肤，直径大于5 cm，待干
	核对、排气	•再次核对，排尽空气
	绷皮进针	•左手绷紧皮肤，右手持注射器，中指固定针栓（执笔式持注射器），针头斜面向上，与皮肤呈90°角，快速刺入针头的2/3，即2.5~3 cm
	抽回血 推药	•右手示指固定针栓，松开左手，用左手示指、拇指抽动活塞无回血，切不可将药液注入血管内 •缓慢、均匀推注药液，观察、询问患者反应
	拔针按压	•注射毕，用干棉签轻按针眼迅速拔针，按压2~3 min，减轻疼痛，并防止药液外溢
	整理观察	•再次核对后，协助取舒适卧位，观察用药后反应，询问患者感受及需要，致谢 •整理床单位 •分类处置用物 •洗手、取口罩，记录
	报告	•报告操作完毕（计时结束）
综合评价	操作方法	•程序正确，动作规范、美观，操作熟练
	操作效果	•严格遵循操作规程，操作中关爱患者
	操作态度	•认真、严谨，有科学的态度

四、评分标准

项目	要求	分值	得分	备注
素质要求 （5分）	•服装、鞋帽整洁及仪表大方 •微笑服务、语言柔和恰当、态度和蔼可亲	2 3		一项不符合要求扣1分

续表

<table>
<tr><th colspan="2">项目</th><th>要求</th><th>分值</th><th>得分</th><th>备注</th></tr>
<tr><td rowspan="4">操作前准备（15 分）</td><td>环境</td><td>• 环境整洁、安静、安全、舒适</td><td>2</td><td rowspan="4"></td><td rowspan="4">无菌观念差、污染严重者为不及格</td></tr>
<tr><td>护士</td><td>• 核对并转抄医嘱
• 评估患者病情、治疗情况以及注射部位的皮肤状况
• 洗手、戴口罩、修剪指甲</td><td>2
3
2</td></tr>
<tr><td>用物</td><td>• 用物准备齐全
• 用物放置合理</td><td>2
2</td></tr>
<tr><td>患者</td><td>• 能理解目的，愿意合作</td><td>2</td></tr>
<tr><td rowspan="7">操作流程（55 分）</td><td>抽吸药液</td><td>• 核对医嘱
• 检查药物及注射器
• 抽吸方法正确
• 排气时固定针头，不浪费药液
• 气体排尽
• 将注射器尾部放入无菌巾内备用</td><td>2
2
2
2
2
2</td><td></td><td></td></tr>
<tr><td>核对解释</td><td>• 核对患者及腕带
• 解释</td><td>2
2</td><td></td><td></td></tr>
<tr><td>选择部位</td><td>• 选择部位正确</td><td>6</td><td></td><td></td></tr>
<tr><td>消毒皮肤</td><td>• 常规消毒皮肤
• 直径达 5 cm 以上，待干</td><td>2
2</td><td></td><td></td></tr>
<tr><td>再次核对</td><td>• 再次核对药物、患者</td><td>2</td><td></td><td></td></tr>
<tr><td>排气注射</td><td>• 排气合格
• 未污染针头
• 绷紧皮肤
• 进针角度或深度正确
• 固定手法正确
• 抽回血
• 推药速度适宜，未漏出药液
• 观察患者反应</td><td>2
2
2
8
4
2
3
2</td><td></td><td></td></tr>
<tr><td>拔针</td><td>• 注射完毕，拔针，用干棉签按压</td><td>2</td><td></td><td></td></tr>
<tr><td rowspan="2">操作后（10 分）</td><td>核对观察</td><td>• 再次核对药物、患者，观察用药后反应</td><td>2</td><td></td><td></td></tr>
<tr><td>整理记录</td><td>• 整理床单位
• 协助患者取舒适体位，交代注意事项
• 分类处理（毁型、消毒）用物
• 洗手、记录注射日期及时间</td><td>2
2
2
2</td><td></td><td></td></tr>
<tr><td rowspan="2">评价（15 分）</td><td>操作流程</td><td>• 整体操作流畅
• 处理问题灵活
• 操作时间不超过 8 min，每超时 30 s 扣 1 分，累计扣分</td><td>2
2
3</td><td></td><td></td></tr>
<tr><td>提问</td><td></td><td>8</td><td></td><td></td></tr>
<tr><td>总分</td><td></td><td></td><td>100</td><td></td><td></td></tr>
</table>

五、注意事项

1. 严格执行无菌操作原则和查对制度，严格遵守消毒隔离原则。

2. 2 岁以下婴幼儿因臀大肌发育不全，可导致臀肌纤维化而肌肉挛缩，另外可能损伤坐骨神经，故不宜选臀大肌注射。

3. 需长期肌内注射者，注射部位应交替使用，以防硬结发生，必要时可热敷或进行理疗。同时注射 2 种药液以上时，注意配伍禁忌。

4. 注射时，切勿将针梗全部刺入，以防针梗从根部折断。若注射中途针头折断，应嘱患者保持原位不动，防止断针移位，并尽快用无菌血管钳夹住断端取出，如全部埋入肌肉，须请外科医师诊治。

5. 肌内注射各部位定位方法。

（1）臀大肌注射定位法：①十字定位法，从臀裂顶点向左侧或右侧引一水平线，再从髂脊最高点作一垂直平分线，将一侧臀部分为 4 个象限，取外上象限并避开内下角（从髂后上棘至大转子连线）即为注射区；②连线定位法，取髂前上棘和尾骨连线的外上 1/3 处为注射部位。

（2）臀中肌、臀小肌注射定位法：此处血管、神经分布较少，且脂肪组织也较薄。①示指中指定位法：操作者以示指尖和中指尖分别置于髂前上棘和髂嵴下缘处，使示指、中指、髂嵴构成一个三角形，其示指和中指构成的内角，即为注射部位；②三横指定位法，以患者自己手指宽度为标准，注射部位在髂前上棘外侧三横指处。

（3）上臂三角肌注射定位法：上臂外侧，肩峰下 2~3 横指处。该处注射方便，但肌肉分布较薄，一般作小剂量注射。

（4）股外侧肌注射定位法：该处大血管、神经干很少通过，且注射部位范围较广，适用于多次注射。定位方法：取大腿中段外侧，在膝关节上 10 cm，髋关节下 10 cm 处，大约 7.5 cm 宽的范围为注射部位。

（叶海芳）

任务十九　静脉注射

一、实训目标

1. 严格遵守查对制度和无菌操作原则。
2. 学会静脉注射的操作技术。
3. 熟练掌握静脉注射的目的、部位、用物准备及注意事项。
4. 练习中做到态度认真，解释用语规范合理，符合操作规程，表现对患者的尊重和关心，保护患者的隐私。

二、实训用物

1. 治疗车上层。

（1）治疗盘内：无菌持物钳、碘伏、75%乙醇溶液、无菌纱布、砂轮、剪刀、棉签、弯盘、一次性注射器。

（2）注射盘内：碘伏、棉签、止血带、头皮针、输液敷贴、弯盘、一次性治疗巾。

（3）遵医嘱准备药液。

（4）其他：速干手消毒剂、医嘱单、治疗卡、笔、抹布。

2. 治疗车下层：医疗垃圾桶、生活垃圾桶、锐器盒。

三、操作标准及技术要求

操作目的：不宜口服及肌肉注射的药物，通过静脉注射迅速发挥药效；通过静脉注入诊断性检查的药物。

项目	项目内容	技术要求
素质要求	仪表举止	•仪表大方，举止端庄，轻盈矫健
	服装服饰	•服装、鞋帽整洁，发型、着装符合要求
操作准备	环境准备	•清洁、宽敞、安全、光线适中（口述）
	用物准备	•用物准备齐全，摆放合理美观 •取无菌治疗巾备无菌区（半铺半盖于注射盘内）
	患者准备	•患者及家属了解静脉注射的目的、过程、注意事项，学会配合操作
	护士准备	•评估：①患者年龄、病情、意识状态、肢体活动能力、合作程度；②患者穿刺部位的皮肤情况、静脉充盈度及管壁弹性 •修剪指甲、取下腕表、洗手（七步洗手法）（从此步骤开始计时）、戴口罩
操作流程	根据医嘱备药	•按照注射单取药，双人核对检查药名、浓度、剂量、有效期，检查药液质量 •消毒安瓿颈部，用砂轮在安瓿颈部锯一齿痕，用75%乙醇溶液棉签擦拭锯痕处屑末，用无菌纱布包裹安瓿并折断，检查药液内有无碎屑 •检查一次性注射器有效期，包装是否完好 •核对药物无误，将针头斜面朝下置入安瓿内的药液中，按照无菌操作原则抽吸药液 •抽吸完毕，排尽空气，再次核对药物无误，按照无菌原则放入备好的无菌治疗巾内 •整理治疗台，再次洗手
	核对解释	•携用物至患者床旁，再次核对
	安置卧位	•协助患者取合适的卧位 •选择合适的静脉（静脉选粗直、弹性好、易固定的，并避开关节、静脉瓣） •在穿刺部位下垫一次性治疗巾
	扎止血带	•距穿刺点上方5~6 cm处扎止血带
	消毒皮肤	•常规消毒注射部位皮肤，直径大于5 cm，待干
	核对排气	•再次核对，排尽空气

续表

项目	项目内容	技术要求
操作流程	绷皮进针	• 嘱患者握拳，左手绷紧皮肤，右手持注射器，拇指、示指固定针头，针头斜面向上，与皮肤呈 15° ~30° 角，自静脉上方或侧方刺入皮下，再沿静脉走向滑行刺入静脉，见回血后可再顺静脉走向平推少许
	推药观察	• 嘱患者松拳，同时松止血带，固定针头 • 缓慢、均匀推注药液，推注过程中要反复试抽回血，以免针头滑出血管外；随时观察患者的反应，如有异常减慢或停止注射，及时处理
	拔针按压	• 注射毕，用干棉签轻按穿刺点上方迅速拔针，按压穿刺点 3~5 min
	整理观察	• 再次核对后，协助取舒适卧位，观察用药后反应，询问患者感受及需要，致谢 • 整理床单位 • 分类处置用物 • 洗手、取口罩，记录
	报告	• 报告操作完毕（计时结束）
综合评价	操作方法	• 程序正确，动作规范、美观，操作熟练
	操作效果	• 严格遵循操作规程，操作中关爱患者
	操作态度	• 认真、严谨，有科学的态度

四、评分标准

项目		要求	分值	得分	备注
素质要求（5 分）		• 服装、鞋帽整洁，仪表大方、举止端庄 • 微笑服务、语言柔和恰当、态度和蔼可亲	2 3		一项不符合要求扣 1 分
操作前准备（15 分）	环境	• 环境整洁、安静、安全、舒适	2		无菌观念差、污染严重者为不及格
	护士	• 核对并转抄医嘱 • 评估患者病情、治疗情况以及注射部位的皮肤状况 • 洗手、戴口罩、修剪指甲	2 3 2		
	用物	• 用物准备齐全 • 用物放置合理	2 2		
	患者	• 能理解目的，愿意合作	2		
操作流程（55 分）	抽吸药液	• 核对医嘱 • 检查药物及注射器 • 抽吸方法正确 • 排气时固定针头，未浪费药液 • 气体排尽 • 将注射器尾部放入无菌巾内备用	2 2 2 2 2 2		
	核对解释	• 核对患者及腕带 • 解释	2 2		
	选择部位	• 选择部位正确	4		

续表

项目		要求	分值	得分	备注
操作流程（55分）	消毒皮肤	• 常规消毒皮肤 • 直径达5 cm以上，待干	2 2		
	再次核对	• 再次核对药物、患者	2		
	排气注射	• 排气合格，不污染针头 • 止血带位置正确 • 绷紧皮肤 • 嘱患者握拳 • 进针角度和深度正确 • 固定手法正确 • 松止血带，松拳 • 抽回血 • 推药速度适宜，未漏出药液 • 观察患者反应	2 2 2 2 8 2 2 2 3 2		
	拔针	• 注射完毕，拔针，用干棉签按压	2		
操作后（10分）	核对观察	• 再次核对药物、患者，观察用药后反应	2		
	整理记录	• 整理床单位 • 协助患者取舒适体位，交代注意事项 • 分类处理（毁型、消毒）用物 • 洗手、记录注射日期及时间	2 2 2 2		
评价（15分）	操作流程	• 整体操作流畅 • 处理问题灵活 • 操作时间不超过8 min，每超时30 s扣1分，累计扣分	2 2 3		
	提问		8		
总分			100		

五、注意事项

1. 静脉注射应选择粗、直、弹性好、不易滑动的静脉，并避开关节及静脉瓣。

2. 对需要长期静脉给药的患者，为保护静脉，应有计划地由远心端至近心端选择血管穿刺。

3. 根据年龄、病情及药物性质，把握注药速度，并随时听取患者的主诉，观察病情及局部变化。

4. 注射对组织有强烈刺激性的药物，应行引导注射。应另备一盛有无菌生理盐水的注射器和头皮针，穿刺后，先注入少量生理盐水，确认针头在血管内，再接有药液的注射器（针头不动）进行注射，以防止药物溢于血管外而发生组织坏死。

（叶海芳）

任务二十　青霉素过敏试验法

一、实训目标

1. 能熟练掌握青霉素皮试液的配制及试验方法，严密观察患者反应。正确判断试验结果。

2. 能做好急救的准备和掌握急救处理措施。

二、实训用物

1. 治疗车上层：同皮内注射，另备试验药液及急救用物，如 0.1%盐酸肾上腺素、氧气。注射盘外备速干手消毒剂。

2. 治疗车下层：医疗垃圾桶、生活垃圾桶、利器盒。

三、操作标准及技术要求

操作目的：通过青霉素过敏试验判断患者对青霉素是否过敏，以作为临床应用青霉素治疗的依据。

项目	项目内容	技术要求
素质要求	仪表举止	• 仪表大方，举止端庄，轻盈矫健
	服装服饰	• 服装、鞋帽整洁，发型、着装符合要求
操作准备	环境准备	• 温湿度适宜、安静整洁，光线适中（口述）
	用物准备	• 用物准备齐全，摆放合理美观
	患者准备	• 患者及家属了解青霉素过敏试验的目的、过程、注意事项，学会配合操作
	护士准备	• 修剪指甲、取下腕表、洗手（七步洗手法）、戴口罩
操作流程	核对患者	• 备齐用物至患者处，查对床头牌、手腕带、床号、姓名
	评估解释	• 告知患者青霉素过敏试验目的和注意事项，取得患者配合 • 评估患者病情、用药史、过敏史 • 评估患者皮试部位的皮肤情况及合作程度

续表

<table>
<tr><th>项目</th><th>项目内容</th><th colspan="5">技术要求</th></tr>
<tr><td rowspan="15">操作流程</td><td rowspan="6">配制
试验药液</td><td>步骤</td><td>青霉素钠</td><td>加 0.9%氯化钠溶液</td><td>药物浓度</td><td>要求</td></tr>
<tr><td>溶解药液</td><td>80 万 U/支</td><td>4 ml</td><td>20 万 U/ml</td><td>充分溶解</td></tr>
<tr><td>稀释 1</td><td>取稀释液 0.1 ml</td><td>0.9 ml</td><td>2 万 U/ml</td><td>充分混匀</td></tr>
<tr><td>稀释 2</td><td>取稀释液 0.1 ml</td><td>0.9 ml</td><td>2 000U/ml</td><td>充分混匀</td></tr>
<tr><td>稀释 3</td><td>取稀释液 0.1 ml</td><td>0.9 ml</td><td>200U/ml</td><td>充分混匀</td></tr>
<tr><td colspan="5">• 配制完毕，贴上标签“青霉素皮试液”标号及时间。如为 40 万 U/支，则加 0.9%氯化钠溶液 2 ml 溶解</td></tr>
<tr><td>试验方法</td><td colspan="5">• 对无过敏史的患者，按皮内注射法，在前臂掌侧下段注射青霉素皮试液 0.1 ml（含青霉素 20~50U）
• 交代患者注意事项，不要摩擦和挤压注射部位，以免影响结果观察</td></tr>
<tr><td>观察判断</td><td colspan="5">•20 min 后观察、判断，并正确记录皮试结果
• 阴性（-）：皮丘大小无改变，周围不红肿，无红晕，无自觉症状
• 阳性（+）：局部皮丘隆起，出现红晕硬块，直径大于 1 cm，或红晕周围有伪足、局部有痒感。严重时可发生过敏性休克</td></tr>
<tr><td>记录试验结果</td><td colspan="5">• 将青霉素试验的结果在患者的体温单、医嘱单、注射卡、门诊卡、床头卡等处做好记录，并交代于患者及其家属</td></tr>
<tr><td>整理归位</td><td colspan="5">• 整理用物，整理床单位
• 洗手（七步洗手法），记录，脱口罩
• 报告操作完毕</td></tr>
<tr><td rowspan="3">综合评价</td><td>操作方法</td><td colspan="5">• 程序正确，动作规范、美观，操作熟练</td></tr>
<tr><td>操作效果</td><td colspan="5">• 无菌观念强，操作中无污染现象</td></tr>
<tr><td>操作态度</td><td colspan="5">• 认真、严谨，有科学的态度</td></tr>
</table>

四、评分标准

<table>
<tr><th colspan="2">项目</th><th>要求</th><th>分值</th><th>得分</th><th>备注</th></tr>
<tr><td colspan="2">素质要求
（10 分）</td><td>• 服装、鞋帽整洁，仪表大方、举止端庄
• 微笑服务、态度和蔼、语言恰当</td><td>5
5</td><td></td><td rowspan="5">无菌观念差、污染严重者为不及格</td></tr>
<tr><td rowspan="4">操作前
准备
（10 分）</td><td>环境</td><td>• 温湿度适宜、安静整洁，光线过亮或过暗（口述）</td><td>3</td><td></td></tr>
<tr><td>护士</td><td>• 衣帽整洁，未洗手、戴口罩</td><td>2</td><td></td></tr>
<tr><td>物品</td><td>• 准备齐全，放置合理</td><td>3</td><td></td></tr>
<tr><td>患者</td><td>• 患者及家属能了解青霉素过敏试验目的和注意事项，能配合操作</td><td>2</td><td></td></tr>
</table>

续表

项目		要求	分值	得分	备注
操作流程（55 分）	查对	•查对医嘱、床头牌、患者手腕带	4		
	评估	•评估患者病情、用药史、过敏史 •评估皮试部位的皮肤情况及合作程度	4 3		
	配制试验药液	•实施正确的配制方法	8		
	试验方法	•实施正确的皮内注射法 •选择正确的注射部位 •交代患者注意事项	8 6 6		
	观察判断	•20 min 后观察皮试结果 •正确判断皮试结果	4 4		
	记录结果	•正确记录试验结果 •将结果交代于患者及其家属	4 4		
操作后（15 分）	整理	•污物分类放置 •七步洗手法洗手，脱口罩	5		
	态度	•态度认真 •操作严谨	5		
	记录	•记录	5		
评价（10 分）	操作流程	•操作步骤流畅，动作轻巧、稳重、熟练	5		
	提问		5		
总分			100		

五、注意事项

1. 严格执行注射原则。

2. 配制青霉素皮试液必须用 0.9%氯化钠溶液稀释。

3. 配制青霉素皮试液时，应将溶液充分混匀。

4. 配制青霉素皮试液方法正确，剂量准确，配制时做到“抽三排两”（抽三次 0.9%氯化钠溶液配至 1 ml，前两次将多余的配制液排出，仅留 0.1 ml 或需要的数量）。

（叶海芳）

任务二十一　静脉输液(密闭式静脉输液技术)

一、实训目标

1. 严格遵守查对制度和无菌操作原则。

2. 掌握静脉输液的部位、方法;静脉输液的故障及排除;常见输液反应及护理。

3. 学会静脉输液的操作技术。

4. 练习中做到态度认真,解释用语规范合理,符合操作规程,表现对患者的尊重和关心,保护患者的隐私。

二、实训用物

1. 治疗车上层。

(1)治疗盘:碘伏、75%乙醇溶液、无菌纱布、砂轮(必要时)、剪刀(必要时)、启瓶器(必要时)、棉签、弯盘、输液瓶贴、一次性输液器。

(2)输液盘:碘伏、棉签、止血带、输液敷贴、弯盘、一次性治疗巾。

(3)遵医嘱准备药液。

(4)其他:速干手消毒剂、医嘱单、治疗卡、笔、抹布;必要时备输液架、小夹板、绷带。

2. 治疗车下层:医疗垃圾桶、生活垃圾桶、利器盒。

三、操作标准及技术要求

操作目的:补充水分和电解质,增加循环血量,治疗疾病,供给营养物质。

项目	项目内容	技术要求
素质要求	仪表举止	•仪表大方,举止端庄,态度和蔼,面带微笑
	服装服饰	•服装、鞋帽整洁,发型、着装符合要求
操作准备	患者准备	•患者及家属了解静脉输液的目的、过程、注意事项,学会配合操作
	环境准备	•清洁、宽敞、安全、光线适中(口述)
	用物准备	•用物准备齐全,摆放合理
	护士准备	•修剪指甲、取下腕表、洗手(七步洗手法)(从此步骤开始计时)、戴口罩

续表

项目	项目内容	技术要求
操作流程	双人核对	• 双人核对医嘱，转抄输液卡并签名
	评估解释	• 核对床号、姓名、住院号，评估患者皮肤、血管情况，向患者解释并取得合作
	核对检查	• 洗手、戴口罩 • 核对医嘱、输液卡和瓶贴 • 核对药液标签 • 检查药液质量（对光检查药液有无变色、混浊、沉淀或絮状物，检查瓶口有无松动、安瓿有无裂缝）
	准备药液	• 将核对好的药液瓶签倒贴于输液瓶上，注意药液瓶签勿覆盖输液瓶原有的标签 • 开启液体瓶铝盖中心部分，常规消毒瓶塞后加药，检查并取出输液器，将输液导管插入瓶塞至针头根部，关闭调节器备用，再次核对，在输液瓶签上签全名 • 整理治疗台，洗手
	核对解释	• 携用物至患者床旁，再次核对 • 解释操作目的，取得患者合作 • 协助患者取合适的体位
	挂液排气	• 将输液瓶倒挂在输液架上 • 将茂菲滴管倒置，抬高下段输液管，打开调节器，使液体流入到茂菲滴管的 1/2~2/3 满时，迅速转正滴管，同时缓慢降低下段输液管，当液体流至乳头和头皮针连接处，输液管的下段无气泡时，关闭调节器。对光检查输液管内有无空气，将输液管末端挂于输液架上
	选择静脉	• 选择合适的静脉，在穿刺部位肢体下垫一次性治疗巾，扎好止血带（扎止血带于穿刺部位上方 6~10 cm；静脉留置针输液 10~15 cm 处），末端向上，嘱患者握拳 • 选择合适的静脉，避开关节、静脉瓣，从远端小静脉开始穿刺
	消毒待干	• 常规消毒穿刺部位，以穿刺点为中心，由内向外缓慢旋转，共两遍，消毒范围直径在 5 cm 以上，静脉留置针输液消毒 8 cm × 8 cm，待干
	再次核对	• 操作中再次执行查对制度，安全给药
	排气穿刺	• 再次排气，排液于弯盘内，确保输液管下端无气泡，关闭调节器，对光检查无气泡 • 嘱患者握拳，取下护针帽，左手绷紧皮肤，右手持针，以 15°~30° 角沿静脉走向进针，见回血后将针头平行送入血管少许，使针头斜面全部进入血管内
	固定调速	• 一手扶针头，另一手松止血带和调节器，嘱患者松拳，待液体滴入通畅、患者无不适后，用输液敷贴固定针头及针柄 • 根据患者病情、年龄、药物性质及心肺肾功能调节输液滴速。一般成人 40~60 滴/min，儿童 20~40 滴/min
	整理观察	• 再次核对后 • 取出止血带和治疗巾，协助取舒适卧位，向患者及家属交代输液中的注意事项，致谢 • 整理床单位 • 分类处置用物 • 洗手、取口罩，记录（输液的时间、滴速、签名，挂于输液架上）
	加强巡视	• 输液过程中加强巡视，倾听患者主诉，观察滴速，保持输液通畅，防止针头堵塞及滑出；观察输液反应和输液部位情况，及时处理输液故障，并在输液巡视栏上填写输液巡视情况；观察余液量，防止液体滴尽，及时更换输液瓶；患者如有心悸、畏寒、持续咳嗽等情况，应立即减慢滴速或停止输液，并通知医生，及时处理

续表

项目	项目内容	技术要求
操作流程	更换液体	•如多瓶输液需更换输液瓶，先核对更换的液体，常规消毒瓶塞，将第一瓶中的输液管拔出，插入第二瓶液体内，检查滴管液面高度是否合适、输液管中有无气泡，观察输液通畅后方可离开
	输液完毕拔针	•确认全部药液输完后，关闭调节器，轻揭胶布，用无菌干棉签轻压穿刺点上方，迅速拔针，按压片刻至无出血
	整理观察	•再次核对后，协助取舒适卧位，观察用药后反应，询问患者感受及需要，致谢 •整理床单位，分类处置用物 •洗净双手，记录并签名，脱口罩
	报告	•报告操作完毕（计时结束）
综合评价	操作方法	•程序正确，动作规范、美观，操作熟练
	操作效果	•严格遵循操作规程，操作中关爱患者
	护患沟通	•语言恰当，态度和蔼，自然真切 •沟通有效，充分体现人文关怀，患者满意

四、评分标准

项目		要求	分值	得分	备注
素质要求（5分）		•服装、鞋帽整洁，仪表大方，举止端庄 •微笑服务、态度和蔼、语言恰当	2 3		
操作前准备（10分）	环境	•环境整洁、安静、安全、舒适	1		
	护士	•核对并转抄医嘱 •评估患者皮肤、血管情况 •洗手、戴口罩、修剪指	2 1 2		
	物品	•按需备齐用物 •放置合理	2 1		
	患者	•患者及家属了解静脉输液的目的、过程、注意事项，能配合操作	1		
操作流程（70分）	核对检查	•核对医嘱、输液卡和瓶贴 •核对药液标签 •检查药液质量 •贴瓶贴	2 1 2 1		
	核对解释	•查对床号、姓名、腕带 •解释操作目的	2 2		
	初步排气	•关闭调节夹，旋紧头皮针连接处 •将输液瓶挂于输液架上 •排气成功（首次排气原则上不滴出药液） •检查有无气泡	2 2 6 2		

续表

项目		要求	分值	得分	备注
操作流程（70 分）	消毒垫枕	•协助患者取舒适体位 •垫小垫枕与治疗巾 •扎止血带正确 •消毒皮肤（直径≥5 cm；二次消毒）	1 1 2 4		
	静脉穿刺	•再次核对 •去除针套，再次排气 •检查有无气泡 •进针角度正确 •见回血后降低穿刺角度沿血管方向推进少许	2 2 2 2 4		
	固定针头	•穿刺成功后，“三松” •敷贴固定穿刺部位	2 2		
	调节滴速	•根据患者的年龄、病情和药物性质调节滴速（口述） •操作后核对患者	4 1		
	整理记录	•协助患者取舒适体位、放呼叫器于易取处、交代注意事项 •整理床单位 •分类处理（毁型、消毒）用物 •洗手、记录输液执行记录卡 •15~30 min 巡视病房一次（口述）	2 1 2 2 1		
	停止输液	•核对、解释 •关闭调节夹拔针 •嘱患者按压片刻至无出血，告知注意事项 •协助患者取舒适体位，询问需要 •清理治疗用物，分类放置 •洗手，脱口罩 •记录输液结束时间及患者反应	1 2 2 1 2 1 2		
评价（15 分）	操作流程	•做到一次穿刺成功，皮下退针应减分 •做到一次排气成功 •无菌观念强 •查对到位 •注意保护患者安全和职业防护 •沟通有效、充分体现人文关怀 •做到垃圾分类处理 •操作时间超过 10 min，每超时 30 s 扣 1 分，累计扣分	2 2 1 1 1 1 1 1		
	提问		5		
总分			100		

五、注意事项

1. 严格执行无菌操作及查对制度，预防感染及差错事故的发生。

2. 根据病情需要合理安排输液顺序，并根据治疗原则，按急、缓及药物半衰期等情况合理分配药物。

3. 根据患者病情、年龄、药物性质及心肺肾功能调节输液滴速，一般成人 40~60 滴/min，儿童 20~40 滴/min。对有心、肺、肾疾病的患者，老年患者、婴幼儿以及输注高渗、含钾或升压药液的患者，要适当减慢输液速度；对严重脱水、心肺功能良好者可适当加快输液速度。

4. 对需要长期输液的患者，要注意保护和合理使用静脉，一般从远端小静脉开始穿刺（抢救时可例外）。

5. 注意药物的配伍禁忌，对于刺激性或特殊药物，应在确认针头已刺入静脉内时再输入。

6. 输液过程中要加强巡视，注意观察下列情况。①滴入是否通畅，针头或输液管有无漏液，针头有无脱出、阻塞或移位，输液管有无扭曲、受压。②有无溶液外溢，注射局部有无肿胀或疼痛。有些药物如甘露醇、去甲肾上腺素等外溢后会引起局部组织坏死，如发现上述情况，应立即停止输液并通知医生予以处理。③密切观察患者有无输液并发症，如心悸、畏寒、持续性咳嗽等情况。

（何博）

任务二十二　静脉采血

一、实训目标

1. 能熟练运用静脉采血技术为患者采集、留取静脉血标本。
2. 能做到方法正确、剂量准确。

二、实训用物

1. 治疗车上层：治疗盘、碘伏、棉签、真空采血管及针头 1~2 个、止血带、一次性治疗巾、一次性手套、弯盘、输液贴、试管架、速干手消毒剂。

2. 治疗车下层：医疗垃圾桶、生活垃圾桶 、利器盒。

三、操作标准及技术要求

操作目的：为患者采血，留取静脉血标本。

项目	项目内容	技术要求
素质要求	仪表举止	• 仪表大方，举止端庄，态度和蔼，面带微笑
	服装服饰	• 服装、鞋帽整洁，发型、着装符合要求

续表

项目	项目内容	技术要求
操作准备	患者准备	•患者及家属了解静脉采血的目的、过程、注意事项,学会配合操作
	环境准备	•清洁、宽敞、安全、光线适中(口述)
	用物准备	•用物准备齐全,摆放合理
	护士准备	•修剪指甲、取下腕表、洗手(七步洗手法)(从此步骤开始计时)、戴口罩
操作流程	双人核对	•双人核对医嘱及标本容器上的条码信息,准备用物 •核对床号、姓名、住院号
	评估解释	•评估患者病情、血管情况 •向患者解释目的和注意事项 •询问患者是否进食
	选静脉	•洗手、戴口罩 •携用物至床旁,再次核对 •协助患者取舒适卧位,暴露采血部位 •一看:初步选择采血静脉,在穿刺部位肢体下垫一次性治疗巾 •二扎:扎止血带于穿刺部位上方(近心端)约 6 cm 处,末端向上,嘱患者握拳 •三摸:以手指探明所选静脉的弹性、走向和深浅
	消毒	•以穿刺点为中心常规消毒皮肤,待干,消毒直径范围>5 cm
	再次查对	•戴手套,再次核对
	进针	•嘱患者握拳,左手拇指绷紧静脉下端皮肤,固定静脉,右手持针,针尖斜面向上,以 15°~30° 角自静脉上方或者侧方刺入静脉 •见回血,再沿静脉方向水平进针少许,用输液贴固定蝶翼
	采血	•采血针另一端与真空采血管相连,使血液沿管壁缓慢注入试管。当采集到需要量时反折针头,换采血管(沿试管壁轻轻摇匀试管内血液),采血顺序:血培养-凝血标本管-不含添加剂的采血管-其他标本管
	拔针	•采血完毕,松止血带,嘱患者松拳,用干棉签轻压穿刺点上方快速拔出针头,指导患者或家属正确按压 1~2 min
	查对	•再次核对标本标签条码内容、床号、姓名 •撤去治疗巾、止血带,脱手套 •协助患者取舒适卧位,整理床单位,进行相关知识宣教,询问患者感受及需要,致谢
	整理记录	•按照院感要求处理用物 •洗手(七步洗手法)、记录,取口罩 •按要求正确处理血标本 •报告操作完毕(计时结束)
综合评价	操作方法	•程序正确,动作规范、美观,操作熟练
	操作效果	•无菌观念强,操作中无污染现象
	护患沟通	•语言恰当,态度和蔼,自然真切 •沟通有效,充分体现人文关怀,患者满意

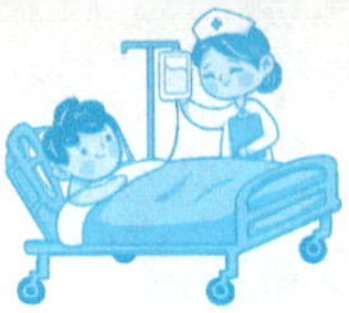

四、评分标准

项目		要求	分值	得分	备注
素质要求 （5分）		•服装、鞋帽整洁，仪表大方，举止端庄 •微笑服务、态度和蔼、语言恰当	2 3		
操作前准备 （10分）	环境	•环境整洁、安静、安全、舒适	3		
	护士	•衣帽整洁，洗手、戴口罩	2		
	物品	•按需备齐用物 •放置合理	2 1		
	患者	•患者及家属了解静脉输液的目的、过程、注意事项，能配合操作	2		
操作流程 （55分）	查对解释	•查对 •检验项目与试管类型是否符合 •评估患者病情、血管情况 •询问患者是否进食	2 3 3 4		
	选静脉	•垫巾，扎止血带正确 •选粗、直、弹性好的血管	3 3		
	查对进针	•消毒规范 •查对 •一次穿刺成功	4 4 6		
	采血	•采血试管顺序正确 •采血量适当 •摇匀且手法正确	4 4 3		
	观察	•按压恰当 •交代按压手法 •交代注意事项	3 3 3		
	再查对	•再次查对	3		
操作后 （15分）	整理记录	•整理床单位 •协助患者取舒适体位 •污物分类放置 •按七步洗手法洗手、脱口罩 •记录	2 2 2 3 2		
	态度	•态度认真 •操作严谨	2 2		
评价 （15分）	操作流程	•操作步骤流畅，动作轻巧、稳重、熟练 •在6 min内完成，每超时30 s扣1分，累计扣分	2 8		
	提问		5		
总分			100		

五、注意事项

1. 严格执行无菌操作及查对制度，预防感染及差错事故的发生。

2. 采集标本的方法、采血量和时间要准确。通常情况下以上午 7：00—9：00 为宜，考虑到体位和运动对检验结果的影响，静脉血液标本最好于起床后 1 h 内采集。做生化检查时，应提前通知患者空腹时采集，以免采集到进食后的血液影响检验结果。

3. 根据采血目的选择合适的标本容器，选用抗凝管时应及时将抗凝剂与血液充分地摇匀，避免血液凝固而影响检查结果。

4. 严禁在输液、输血处直接采血，最好在对侧肢体采集。

5. 采血时只能向外抽，而不能向静脉内推，以免空气注入，形成气栓造成严重后果。

6. 真空管采血时，不可将真空管与采血针头相连，以免试管内负压消失而影响采血。

7. 一般一支试管的采血量为 2 ml，一般血培养采血量为 5 ml，但亚急性细菌性心内膜炎患者，为提高培养阳性率，采血量为 10~15 ml。

（何博）

任务二十三　氧气吸入技术

一、实训目标

1. 掌握吸氧和停氧的指标，注意事项。

2. 学会正确的氧气吸入法。

3. 掌握供氧装置的构造。

4. 操作中能做到态度认真，解释用语规范合理，符合操作规程，并表现对患者的尊重和关心。

二、实训用物

1. 供氧装置一套（中心管道供氧装置或氧气筒）、氧气流量表、湿化瓶（一次性或可重复使用湿化瓶内盛 1/3~1/2 冷开水或蒸馏水，特殊情况为 20%~30%乙醇溶液）、扳手（氧气筒供氧装置用）。

2. 治疗盘：一次性双侧鼻氧管（酌情可备面罩、头罩、单侧鼻导管或氧气枕）、棉签、小杯（内盛冷开水）、手电筒、纱布、弯盘。

3. 湿化瓶（酌情内盛放 1/3 或 1/2 冷灭菌蒸馏水或 20%~30%乙醇溶液）

4. 扳手（氧气筒供氧装置用）、输氧记录单、笔、速干手消毒剂、医疗垃圾桶、生活垃圾桶

三、操作标准及技术要求

操作目的：提高患者血氧含量及动脉血氧饱和度，纠正缺氧。

项目	项目内容	技术要求
素质要求	仪表举止	•仪表大方，举止端庄，态度和蔼，面带微笑
	服装服饰	•服装、鞋帽整洁，发型、着装符合要求
操作准备	患者准备	•患者及家属了解氧气吸入的目的、过程、注意事项，学会配合操作
	环境准备	•清洁、宽敞、安全、光线适中（口述）
	用物准备	•用物准备齐全，摆放合理美观
	护士准备	•修剪指甲、取下腕表、洗手（七步洗手法）（从此步骤开始计时）、戴口罩
操作流程	双人核对	双人核对医嘱，患者床号、姓名、住院号
	评估患者	•评估患者一般状况、合作程度、缺氧程度等 •询问并检查患者鼻腔通气情况，用湿棉签擦净双侧鼻腔，检查鼻腔有无鼻痂、鼻中隔偏曲、损伤及出血 •向患者解释吸氧目的和注意问题；询问患者有无特殊需要；说明使用氧气时禁止在室内吸烟或点火
	核对解释	•洗手、戴口罩 •根据患者病情，选择合适的吸氧方式 •携用物至患者床旁，再次核对（查对床号、姓名、腕带、给氧流量、时间和方法） •检查一次性吸氧管的包装及有效期 •用棉签清洁并湿润患者鼻腔
	氧气筒吸氧	•吹尘：拧开氧气筒阀门，吹去出气口上的灰尘，再拧紧阀门 •上表：接氧气表于氧气筒上，用扳手拧紧 •接管：湿化瓶内倒入 1/3 或 1/2 冷灭菌蒸馏水，标注湿化瓶使用期限，连接湿化瓶和吸氧管道
	氧气筒吸氧	•打开氧气总开关，检查氧气装置有无漏气 •连接一次性鼻氧管，打开流量表开关（根据医嘱调节氧流量），检查鼻氧管有无漏气；将鼻导管前段放于小水杯中，看是否有气体逸出，检查鼻氧管是否通畅；将一次性鼻导管轻轻插入患者鼻孔，并进行妥善固定 •再次核对 •告知患者及家属用氧期间勿随意调节流量，注意用氧安全
	中心吸氧	•关闭吸氧装置流量阀，将吸氧装置与中心供氧系统连接 •连接一次性鼻氧管，打开流量表开关（根据医嘱调节氧流量），检查鼻氧管有无漏气；将鼻导管前段放于小水杯中，看是否有气体逸出，检查鼻氧管是否通畅；将一次性鼻导管轻轻插入患者鼻孔，并进行妥善固定 •再次核对 •告知患者及家属用氧期间勿随意调节流量，注意用氧安全
	整理记录	•整理床单位，询问患者需要；做好用氧相关知识宣教
		•清理用物，洗手，取口罩，记录给氧的时间、氧流量、患者反应并签名
	加强巡视	•观察缺氧症状是否改善，吸氧装置是否通畅、安全

续表

项目	项目内容	技术要求
操作流程	氧气筒停氧	•备齐用物至患者床旁，核对床号、姓名、腕带，向患者解释 •轻轻拔出鼻导管或鼻塞，关流量开关，询问患者有无不适 •先关总开关再开流量表开关（放余氧）再关流量表开关 •取下湿化瓶，卸下氧气表
	中心供氧停氧	•撤除吸氧管或面罩，先关闭流量阀，分离吸氧管与氧气装置相连口（吸氧管按医疗垃圾处理），断开中心供氧，取下吸氧装置，湿化瓶做浸泡消毒处理
	整理归位	•清洁患者面部，协助取舒适卧位，询问患者感受及需要，致谢 •整理床单位，分类处置用物 •洗净双手，记录停止用氧的时间、效果并签名，脱口罩 •报告操作完毕（计时结束）
综合评价	操作方法	•程序正确，动作规范、美观，操作熟练
	操作效果	•无菌观念强，操作中无污染现象
	护患沟通	•语言恰当，态度和蔼，自然真切 •沟通有效，充分体现人文关怀，患者满意

四、评分标准

项目		要求	分值	得分	备注
素质要求（5分）		•服装、鞋帽整洁，仪表大方，举止端庄 •微笑服务、态度和蔼、语言恰当	2 3		
操作前准备（15分）	环境	•环境整洁、安静、安全、舒适	3		
	护士	•衣帽整洁，洗手、戴口罩	2		
	物品	•用物齐全且放置合理，符合病情需要 •检查用氧安全、流量表开关关闭 •湿化瓶、吸氧准备正确	2 2 3		
	患者	•患者及家属了解氧气吸入的目的、过程、注意事项，能配合操作	3		
操作流程（55分）	核对解释	•核对床号、姓名 •解释吸氧目的和过程	2 3		
	安置体位	•取半坐卧位或平卧位头偏向一侧	3		
	清洁鼻腔	•检查、清洁鼻腔	2		
	装表接管	•安装流量表、湿化瓶正确 •连接鼻导管正确 •检查导管是否通畅	6 4 4		
	调节流量	•准确调节氧流量	6		
	湿润插管	•检查导管是否通畅、湿润鼻导管 •插管方法正确、固定牢固	4 6		

续表

项目		要求	分值	得分	备注
操作流程（55分）	记录观察	•记录用氧时间、流量 •观察患者反应 •交代注意事项	3 3 4		
	停氧卸表	•取出鼻导管、关闭氧表和流量表正确 •卸表方法正确	3 2		
操作后（10分）	安置患者	•清洁面部 •安置患者舒适卧位	2 2		
	整理记录	•用物处理恰当，湿化瓶定期更换（口述） •洗手、核对、记录	2 4		
评价（15分）	操作流程	•操作动作轻稳、准确、规范、熟练 •吸氧效果好、安全、舒适 •治疗性沟通有效、关爱患者 •操作时间≤4 min（氧气瓶给氧≤7 min），每超时 30 s 扣 1 分，累计扣分	3 2 2 3		
	提问		5		
总分			100		

五、注意事项

1. 检查装置：用氧前，检查氧气装置有无漏气，是否通畅。

2. 严格遵守操作规程：切实做好“四防”，即防震、防火、防热、防油，保证用氧安全。氧气筒在搬运时避免倾倒撞击，防止爆炸；应放于阴凉处，周围严禁烟火和易燃品，至少距明火 5 m，暖气 1 m，以防引起燃烧；氧气表及螺旋口上勿涂油，也不可用带油的手装卸。

3. 操作时要带氧插管、带氧拔管；使用氧气时，应先调节氧流量后应用。停用氧气时，应先拔出导管，再关闭氧气开关。中途要调节氧流量也应先分离鼻导管与湿化瓶连接处，调好流量再接上。

4. 观察用氧的疗效：在用氧过程中可根据患者脉搏、血压、精神状态、皮肤颜色、湿度与呼吸方式等有无改善来衡量氧疗效果，同时还可测定动脉血气分析判断疗效，从而选择适当的氧浓度。

5. 每天更换鼻导管：持续用氧者，每天应更换鼻导管 2 次以上，双侧鼻孔交替插管，并及时清除鼻腔分泌物，防止导管阻塞失去用氧作用。用鼻塞者也须每日更换。

6. 氧气筒内氧气不可用尽：压力表指针降至 5 kg/cm^2 时，即不可再用，以防止灰尘进入筒内，于再次充气时引起爆炸。

7. 氧气筒应有“满”或“空”的标志：对未用或已用空的氧气筒，应分别悬挂“满”或“空”的标志，以便及时调换氧气筒，并避免急用时搬错而影响抢救。

（何博）

任务二十四　电动吸引器吸痰

一、实训目标

1. 严格遵守查对制度。
2. 学会电动吸引器吸痰的操作技术。
3. 熟练掌握电动吸引器的结构及原理，吸痰的目的、用物准备及注意事项。
4. 练习中做到态度认真，解释用语规范合理，符合操作规程，表现对患者的尊重和关心。

二、实训用物

1. 吸痰装置：电动吸引器。

2. 治疗盘：无菌治疗碗2个（内盛无菌生理盐水，分别用于预吸及吸痰后冲洗导管，用于预吸的治疗碗内放有两把无菌持物钳）、一次性吸痰管数根（至少2根）、一次性无菌手套、一次性无菌治疗巾、清洁纱布数块、剪刀、弯盘；必要时备压舌板、口咽通气道、插线板。

3. 其他：医嘱单、治疗卡、速干手消毒剂、医疗垃圾桶、生活垃圾桶。

三、操作标准及技术要求

操作目的：清除患者呼吸道分泌物，保持呼吸道通畅。

项目	项目内容	技术要求
素质要求	仪表举止	•仪表大方，举止端庄，轻盈矫健
	服装服饰	•服装、鞋帽整洁，发型、着装符合要求
操作准备	环境准备	•清洁、宽敞、安全、光线适中（口述）
	用物准备	•用物准备齐全，摆放合理美观
	患者准备	•患者及家属了解吸痰的目的、过程、注意事项，学会配合操作
	护士准备	•评估患者年龄、病情、意识状态、肢体活动能力、合作程度、有无将呼吸道分泌物排出的能力 •修剪指甲、取下腕表、洗手（七步洗手法）（从此步骤开始计时）、戴口罩
操作流程	核对解释	•双人核对医嘱 •携用物至患者床旁，再次核对 •解释操作目的，取得患者合作
	听诊两肺 评估口鼻	•听诊两肺呼吸音情况 •检查患者口或鼻腔，取下活动义齿

续表

项目	项目内容	技术要求
操作流程	检查机器	•检查电源的电压与吸引器的电压是否相吻合，各管连接是否正确
	接电调压	•接通电源，打开开关（面板上的开关或脚踏开关），检查吸引器的性能 •调节负压，一般成人为 300~400 mmHg（0.04~0.053 MPa）；小儿为 250~300 mmHg（0.033~0.04 MPa）
	安置卧位	•协助患者头部转向一侧，面向操作者，略向后仰，铺治疗巾于颌下；检查并打开吸痰管
	接管、试吸抽吸痰液	•戴手套，连接吸痰管 •打开吸引器开关，试吸少量生理盐水，检查吸引管是否通畅，润滑导管前端
		•如果经口腔吸痰，告诉患者张口，指导其自主咳嗽。对昏迷患者用压舌板或口咽通气管帮助张口，吸痰完毕取出压舌板或口咽通气管
		•一手反折吸痰管末端，另一手用无菌持物钳持吸痰管前端，插入口咽部（10~15 cm），然后放松导管末端，左右旋转，缓缓向上提拉，吸尽痰液，每次吸痰不超过 15 s •先吸口咽部，最后口咽深部
	退管冲洗	•吸痰管退出后，观察患者痰液性状、颜色、量。再用生理盐水冲尽痰液，以免堵塞
	观察结果	•再次听诊两肺呼吸音 •观察患者的反应，如面色、呼吸，吸出液的颜色、性质、量等
		必要时更换无菌持物钳及吸痰管经鼻腔吸引
		吸痰完毕，关上吸痰器开关，擦净患者面部分泌物，脱手套
	整理记录	•再次核对后，协助患者清洁鼻孔、口腔，并取舒适卧位，询问患者需要 •整理床单位 •分类处置用物 •洗手，取口罩，记录（吸痰次数、吸出物的性状、呼吸改善的情况）并签名
	报告	•报告操作完毕（计时结束）
综合评价	操作方法	•程序正确，动作规范、美观，操作熟练
	操作效果	•严格遵循操作规程，操作中关爱患者
	操作态度	•认真、严谨，有科学的态度

四、评分标准

项目		要求	分值	得分	备注
素质要求（5分）		•服装、鞋帽整洁，仪表大方，举止端庄 •微笑服务、语言柔和恰当、态度和蔼可亲	2 3		
操作前准备（15分）	环境	•环境整洁、安静、安全、舒适	2		
	护士	•评估患者病情、治疗情况以及口鼻腔的状况 •洗手、戴口罩、修剪指甲	2 2		
	用物	•用物准备齐全 •用物放置合理	4 3		
	患者	•理解目的，愿意合作	2		

续表

项目		要求	分值	得分	备注
操作流程（55分）	核对解释	•核对患者及腕带 •解释	2 2		不关心患者、不查对、不吸净、严重污染、吸痰无效为不及格
	安置卧位	•注意患者安全 •协助患者取舒适体位 •吸痰前调高氧流量	2 2 3		
	检查调压	•检查吸引器性能 •调节负压且准确	5 6		
	拔管试吸	•连接吸痰管不污染 •试吸、查吸痰管有无漏气	4 2		
	抽吸痰液	•末端折叠，不带负压插入口腔咽部 •吸痰动作正确 •吸痰顺序正确 •每次吸痰时间不超过 15 s，未引起患者缺氧	5 4 3 5		
	退管观察	•退出导管及时冲洗 •未重复进行吸痰 •再次听诊两肺呼吸音	2 3 5		
操作后（10分）	整理记录	•整理床单位 •协助患者取舒适体位、交代注意事项 •分类处理用物 •洗手、记录注射日期及时间	2 3 2 3		
评价（15分）	操作流程	•整体操作流畅 •处理问题灵活 •操作时间不超过 8 min，每超时 30 s 扣 1 分，累计扣分	2 2 3		
	提问		8		
总分			100		

五、注意事项

1. 吸痰前，检查电动吸引器性能是否良好，连接是否正确。

2. 严格执行无菌操作，治疗盘内吸痰用物每天更换 1~2 次，每次吸痰应更换吸痰管。

3. 吸痰前后，应增加氧气吸入，每次吸痰时间小于 15 s，以免造成缺氧。

4. 吸痰动作轻柔，防止呼吸道黏膜损伤。

5. 痰液黏稠时，可配合叩击，雾化吸入，气管插管或气管切开者可向气管内滴入少量等渗生理盐水或化痰药物，使痰液稀释，提高吸痰效果；切忌增加负压吸引。

6. 电动吸引器连续使用时间不宜过久；贮液瓶内液体达 2/3 满时，应及时倾倒，以免液体过多吸入发动机内损坏仪器。贮液瓶内应放少量消毒液，使吸出液不致黏附于瓶底，便于清洗消毒。

7. 吸痰管的选择应粗细适宜，不可过粗，特别是为小儿吸痰。

8. 吸痰时，每次插入吸痰的时间不可超过 15 s，连续吸痰时，相邻两次间要间隔少许，以免引起缺氧。使用呼吸机或缺氧严重者，吸痰前可加大氧流量。

（何博）

任务二十五　尸体护理

一、实训目标

能正确实施尸体护理，维护逝者的尊严和权利。

二、实训用物

治疗盘、尸体鉴别卡 3 张、尸单、大头针 2 个、衣裤、梳子、血管钳、不脱脂棉球、绷带、棉签、松节油、剪刀、弯盘、面盆（内盛温水）、擦洗用具（可用患者的）、手套；必要时备敷料、胶布、隔离衣、屏风。

三、操作标准及技术要求

操作目的：维持良好的尸体外观，易于辨认；安慰家属，减轻哀痛。

项目	项目内容	技术要求
素质要求	仪表举止	•仪表大方，举止端庄，轻盈矫健
	服装服饰	•服装、鞋帽整洁，发型、着装符合要求
操作准备	环境准备	•肃穆、安静，屏风遮挡（口述）
	患者评估	•死者有无传染病
	用物准备	•用物准备齐全，摆放合理
	护士准备	•着装规范、洗手（七步洗手法）、穿隔离衣、戴手套
操作流程	操作准备	•填写尸体鉴别卡 3 张，通知太平间 •洗手，戴口罩及手套
	劝慰家属	•携用物至死者床旁，屏风遮挡（单人间除外） •劝慰家属节哀，以取得合作，按需劝家属暂离病室 •撤去一切治疗用物，如输液器、各种管道
	安置尸体	•尸体仰卧，头下垫一枕，双臂放于身体两侧 •用大单遮盖尸体
	清洁尸体	•洗脸，装上义齿，闭合口、眼 •脱去衣裤，依次洗净上肢、胸、腹、背、臀及下肢

续表

项目	项目内容	技术要求
操作流程	填塞腔道	•用棉花填塞口、鼻、耳、阴道、肛门等孔道
	处理伤口	•如有胶布痕迹应用松节油擦净；有创口者更换敷料 •如有引流管应拔出后缝合伤口，或用蝶形胶布封闭包扎
	系识别卡	•换清洁衣裤，梳理头发撤去大单；查对死者手腕带并保留，确保信息准确无误 •胸前别上1张尸体鉴别卡
	包裹尸体	•斜铺尸单，以两端遮盖头部和脚，再将两边整齐地包好 •用绷带在颈、胸、腰、踝部固定 •再别第2张尸体鉴别卡在尸单上
	移送尸体	•将第3张尸体鉴别卡交给太平间工作人员，移尸体于平车上，由太平间工作人员运至太平间
	终末处理	戴手套、口罩，行床单位终末消毒处理： •拆除污被服，放入污物袋 •消毒液擦拭床架、床旁椅和床旁桌 •床垫、被褥、枕芯等紫外线照射消毒 •病室开窗通风 •传染病患者按传染病终末消毒法进行处理 •脱手套、口罩，洗手
	整理病案	•整理病历，完善各种记录，停止一切医嘱 •记录死亡时间，按照出院流程办理手续 •整理患者遗物，交还家属；若家属不在，应由两人清点后，列出清单交护士长保存
综合评价	操作方法	•程序正确，动作规范、美观，操作熟练
	操作效果	•无菌观念强，操作中无污染现象
	操作态度	•认真、严谨，有科学的态度

四、评分标准

项目		要求	分值	得分	备注
素质要求（10分）		•服装、鞋帽整洁，仪表大方、举止端庄 •微笑服务、态度和蔼、语言恰当	5 5		
操作前准备（10分）	环境	•肃穆、安静，用屏风遮挡（口述）	3		
	护士	•着装规范，洗手（七步洗手法）、穿隔离衣、戴口罩	5		
	用物	•准备齐全，放置合理	2		

续表

项目		要求	分值	得分	备注
操作流程 (55分)	查对	•查对死亡诊断书 •确定患者死亡	4 4		
	评估	•清点遗物 •评估患者有无传染病、伤口、管道 •评估有无特殊宗教信仰、民族习惯	2 1 1		
	环境	•围帘或用屏风遮挡	4		
	用物	•用物齐全 •放置整齐 •查对死者手腕带信息	2 2 2		
	安全	•安置体位正确 •垫枕头	3 4		
	尸体护理	•安抚家属 •缝合伤口、合眼、装义齿、托下颌 •脱衣裤、清洁全身 •塞孔道	3 3 4 4		
	包尸单	•包尸单方法正确 •系尸体识别卡	4 4		
	移送	•通知殡仪馆担架组	4		
操作后 (15分)	整理	•消毒床单位 •分类处理用物 •记录	5		
	态度	•态度认真 •操作严谨	5		
	记录	•洗手、记录	5		
评价 (10分)	操作流程	•操作步骤流畅,动作轻巧、稳重、熟练	5		
	提问		5		
总分			100		

五、注意事项

1. 识别卡要认真填写,避免认错尸体。
2. 患者经抢救无效,由医生证明,已经确认死亡,方可以进行尸体料理。
3. 患者死亡后,应立即进行尸体料理,以防僵硬。
4. 用屏风遮挡尸体,以保护死者的隐私及避免影响其他患者情绪。
5. 传染病患者尸体料理,操作者应按隔离技术进行。
6. 做尸体料理时,态度严肃认真,尊重死者,满足家属合理要求。

(何博)

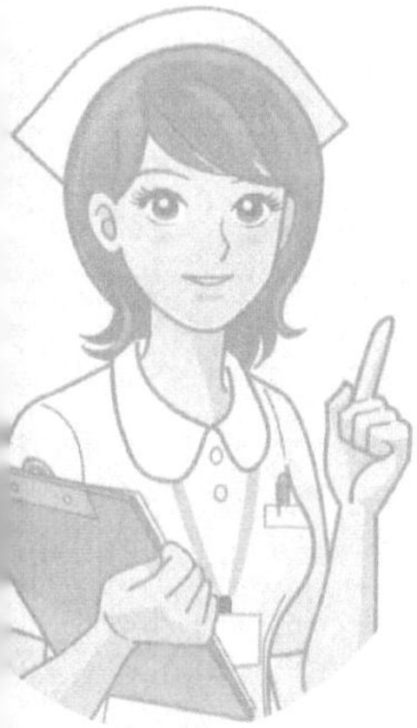

模块二

内科护理

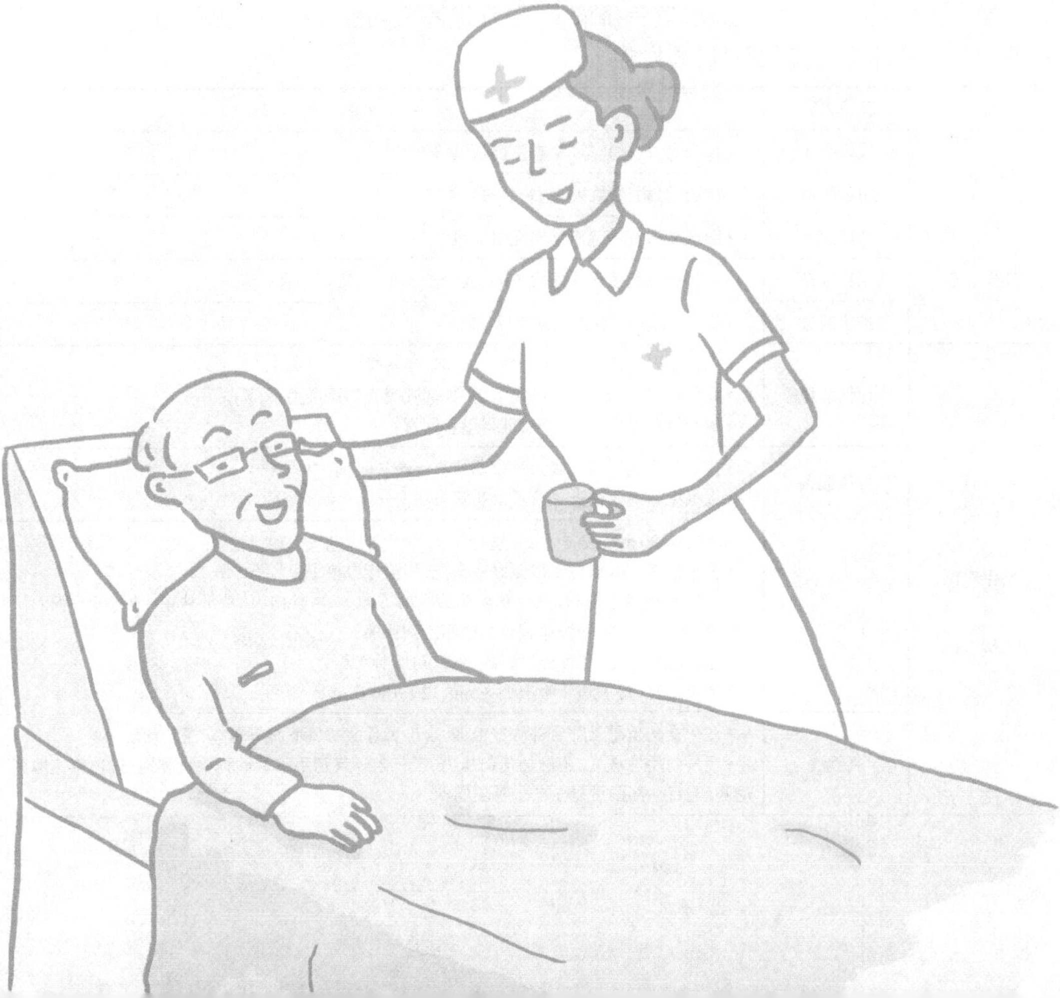

任务一　有效排痰技术

一、实训目标

1. 掌握有效咳嗽、胸部叩击的排痰方法。
2. 能根据病变部位选择合适的体位进行引流。
3. 能正确护理体位引流的患者。

二、实训用物

速干手消毒剂、枕头 2 个、痰盂、听诊器、漱口杯、治疗巾、纸巾、医嘱单、护理记录单。

三、操作标准及技术要求

操作目的：保持呼吸道通畅，避免痰液淤积；促进呼吸功能，改善肺通气；预防肺不张、坠积性肺炎等肺部感染，减少术后并发症。

项目	项目内容	技术要求
素质要求	仪表举止	•仪表大方，举止端庄，态度和蔼，面带微笑
	服装服饰	•服装、鞋帽整洁，发型、着装符合要求
操作准备	环境准备	•温湿度适宜、安静整洁，无对流风
	用物准备	•将排痰用物按操作顺序备齐，放于护理车上，推至患者床旁
	护士准备	•洗手（七步洗手法）、戴口罩
操作流程	评估解释	•确认患者身份：核对患者姓名、床号、手腕带 •评估患者病情、意识，咳痰能力，肺部呼吸音与体位关系，易咳程度 •解释该项操作相关事项，征得患者同意
	排痰准备	•排痰前可应用雾化吸入祛痰药或支气管扩张剂，湿化气道 •根据患者的病情选择合适的排痰方法
	叩击法	•在餐前 30 min 或餐后 2 h 进行 •根据患者病变部位采取侧卧或坐位，将治疗巾垫于患者下颌处 •五指并拢成空杯状，利用腕力从肺底由下向上、由外向内（背部从第十肋间隙，胸部从第六肋间隙至肩部），快速有节奏地叩击胸背部 •避开乳房、心脏和骨突（脊椎、胸骨、肩胛骨）部位 •力度适宜，每一肺叶叩击 1~3 min，120~180 次/min
	震颤法	•双手交叉重叠于肺底部胸壁上，配合患者呼气时自下而上震颤、振动加压 •吸气时手掌放开，不施加任何压力，吸气末呼气初手掌紧贴胸壁缓和地压迫，急速地震动胸部，每一部位重复 6~7 个呼吸周期

续表

项目	项目内容	技术要求
操作流程	体位引流	•餐前 1~2 h 或餐后 2 h 进行 •根据患者病灶部位和患者的耐受程度选择合适的体位 •引流顺序：先上叶，后下叶，若有两个以上炎性部位，应引流痰液较多的部位 •引流时间 10~15 min 为宜，过程中密切观察患者病情变化，出现心律失常、血压异常等并发症时，立即停止引流，及时处理
	有效咳嗽	•协助患者取坐位，上身微向前倾 •缓慢深呼吸数次后，深吸气至膈肌完全下降，屏气 3~5 s，然后进行 2~3 声短促有力的咳嗽，继而缩唇将余气尽量呼出，循环做 2~3 次，休息或正常呼吸几分钟后可再重新开始 •递予纸巾，并用纸巾包裹痰液 •注意观察患者呼吸、痰液量、性质，必要时送检 •协助患者漱口，清洁患者面部
	评估效果	•听诊器自上而下听诊肺部：肺尖（胸骨两侧第 1~2 肋间）、双肺底（锁骨中线与第六肋相交处），再听诊背部肺底部（肩胛下缘）
	整理用物	•协助患者取舒适体位，整理床单位 •整理用物，终末处置
	洗手	•七步洗手法 •记录排痰时间 •报告操作完毕
综合评价	规范熟练	•手法正确，动作轻稳，关爱患者 •操作熟练，在规定时间内完成
	关键环节	•根据患者身体情况、耐受能力，合理选择排痰方式，注意禁忌证 •患者配合，排痰方式、叩击时间和频率有效 •密切观察患者反应，异常及时处理

四、评分标准

项目		要求	分值	得分	备注
素质要求（10 分）		•服装、鞋帽整洁，仪表大方，举止端庄 •微笑服务、态度和蔼、语言恰当	5 5		
操作前准备（10 分）	环境	•温湿度适宜、安静整洁，无对流风，病房内无患者进餐或进行治疗	3		
	护士	•衣帽整洁、洗手、戴口罩	2		
	物品	•放置合理 •物品准备齐全	2 3		

续表

项目		要求	分值	得分	备注
操作流程 （65分）	评估解释	•核对患者姓名、床号、手腕带 •评估患者咳痰能力，询问进餐情况 •向患者解释操作过程及配合方法，取得合作	3 2 2		
	排痰准备	•口述排痰前应用雾化吸入祛痰药或支气管扩张剂，湿化气道，并根据患者的病情选择合适的排痰方法	2		
	叩击法	•摆放体位，铺治疗巾 •叩击手法、顺序准确 •叩击力度、频率合适	3 10 5		
	震颤法	•震颤手法准确（呼气期震颤） •叩击后震颤，频率合适	3 2		
	体位引流	•体位选择合适 •引流顺序正确，时间合理 •密切观察患者反应	3 5 2		
	有效咳嗽	•体位合适 •指导患者正确咳嗽 •递纸巾，并用纸巾包裹痰液 •观察患者呼吸，痰液量、性质 •协助患者漱口，清洁患者面部	3 10 2 2 2		
	评估效果	•自上而下听诊肺部，顺序、部位正确	4		
操作后 （5分）	整理	•协助患者取舒适体位，整理床单位 •整理用物，终末处置	2 1		
	记录	•洗手，记录	2		
评价 （10分）	操作流程	•操作步骤流畅，动作轻巧，排痰有效	5		
	提问		5		
总分			100		

五、注意事项

1. 咯血、低血压、肺水肿、未引流的气胸、肋骨骨折及有病理骨折史者禁做胸部叩击。

2. 咯血、年老体弱、有严重心血管疾病不能耐受者忌体位引流。

3. 根据患者体型、营养状况、耐受能力，合理选择叩击方式、时间和频率。

4. 操作过程中密切观察患者意识及生命体征变化，出现面色苍白、发绀、胸闷、呼吸困难、心悸、大汗时，应停止引流，卧床休息。

（毛丹）

任务二 末梢血血糖监测技术

一、实训目标

能快速测血糖。

二、实训用物

治疗车上层：治疗盘、血糖仪、采血笔及针头、75%乙醇溶液、棉签、弯盘、治疗巾、一次性手套、速干手消毒剂。

治疗车下层：医疗垃圾桶、生活垃圾桶、利器盒。

三、操作标准及技术要求

操作目的：监测患者血糖水平，评价代谢指标，为临床治疗提供依据。

项目	项目内容	技术要求
素质要求	仪表举止	• 仪表大方，举止端庄，态度和蔼，面带微笑
	服装服饰	• 服装、鞋帽整洁，发型、着装符合要求
操作准备	环境准备	• 病室环境清洁、光线充足
	护士准备	• 修剪指甲，洗手（七步洗手法）、戴口罩
	用物准备	• 评估血糖试纸的启用时间、有效期、有无裂缝及折痕 • 评估血糖仪电量是否充足，检查血糖试纸代码与仪器上显示是否相符
操作流程	评估解释	• 双人核对医嘱、化验单
		• 核对床号、姓名、住院号，评估患者，酌情清洁患者双手
		• 解释目的，评估进食时间、患者的意识、合作程度 • 评估患者双手手指皮肤颜色、温度、皮肤厚薄程度、污染及感染情况；指导患者手臂下垂 5~10 s
		• 洗手、戴口罩
		• 检查血糖仪性能、血糖试纸的有效期，检查血糖试纸与血糖仪设置的编号一致

续表

项目	项目内容	技术要求
操作流程	测量血糖	• 携用物至患者床边，再次核对 • 安置舒适体位，铺一次性治疗巾在预检测手下 • 再次确认患者是否符合空腹或者餐后 2 h 血糖测定的要求 • 开机，再次确认血糖仪显示的代码与试纸瓶上的代码是否相符 • 酒精棉签消毒预检测手指，手指向上直立待干 • 戴手套，再次核对 • 将血糖试纸插入血糖仪内 • 捏紧手指，在消毒手指的指腹一侧扎针（采血笔针头自动伸缩） • 血糖仪显示滴血状；将试纸吸附垫与血液充分接触，使血滴自动吸入试纸测试区，测试区完全变成红色，确认窗变成均匀蓝色，等待结果 • 棉签按压穿刺点至无出血 • 等待 5 s，屏幕上显示血糖的测定值，告知患者；如有异常，立即通知医师
		• 安全去除采血针头，撤除试纸，撤去治疗巾，脱手套
		• 将检测结果填在化验单上，注明日期及时间
		• 整理床单位，协助患者舒适卧位，询问患者需要，进行相关知识宣教，致谢
	洗手记录	• 洗手，取口罩 • 必要时记录于护理记录单 • 报告操作完毕
综合评价	规范熟练	• 动作轻、稳、准确 • 操作熟练，能合理更换采血部位，在规定时间内完成
综合评价	关键环节	• 严格执行无菌技术及查对制度 • 患者能了解血糖监测的目的，并能配合 • 患者了解血糖值及控制目标

四、评分标准

项目		要求	分值	得分	备注
素质要求（10 分）		• 服装、鞋帽整洁，仪表大方，举止端庄 • 微笑服务、态度和蔼、语言恰当	5 5		
操作前准备（10 分）	护士	• 衣帽整洁、洗手、戴口罩	2		
	物品	• 准备用物：血糖仪、采血笔、采血针头、血糖试纸、消毒治疗盘（内置 75%乙醇溶液、棉签、化验单） • 检查血糖仪是否完好，试纸是否在有效期内，仪器表面是否干净、清洁	3 2		
	患者	• 评估患者意识、病情、体位及合作程度，了解患者手指皮肤情况	3		

续表

项目		要求	分值	得分	备注
操作流程（55分）	评估解释	•备齐用物，携至床旁，查对床号、姓名 •向患者解释测血糖的目的、方法，取得患者的合作，确认是否空腹或餐后 2 h •患者取舒适体位；环境清洁、舒适，光线明亮	5 5 5		
	准备	•打开血糖仪，查看血糖仪试纸代码与血糖试纸型号是否致，如不一致，予以调整 •指导患者手臂下垂 5~10 s •安装采血针头，调节深浅适宜，使采血笔处于备用状态	2 2 3		
	消毒	•75%乙醇溶液消毒指尖，待干 •佩戴一次性乳胶手套	3 5		
	测量	•选择手指两侧任一部位（避开指腹神经末梢丰富部位，减轻疼痛），将采血笔紧紧压住采血部位，按下释放按钮，采血。不要挤压出血点局部，以防组织液析出。弃去第一滴血液，用第二滴血液进行测试 •快速从试纸瓶内取出试纸，并快速盖紧瓶盖。将血样滴于试纸的采血区，当血糖仪显示插入图样时，将试纸平直插入血糖仪，倒计时开始，同时用干棉棒按压采血部位，至不出血为止 •读取血糖值，将试纸条、采血针取出分别放入弯盘和利器盒内，关闭血糖仪	10 10 5		
操作后（15分）	记录	•脱去一次性乳胶手套，置医疗废物桶内 •再次查对，将测得血糖值告知患者，并记录血糖结果测量日期、时间于化验单上，检验者签名	3 5		
	整理	•整理床单位，协助患者取舒适卧位，交代注意事项 •整理用物	5 2		
评价（10分）	操作流程	•操作步骤流畅，动作轻巧 •与患者交流有效	3 2		
	提问		5		
总分			100		

五、注意事项

1. 当仪器出现“not enough blood retest”，表示血量太少或未在正确位置，此时需要用一片新的试纸重新测试。

2. 当血糖仪显示不出血糖值时，说明血糖值太高或过低，请立即汇报医生，抽静脉血送检，并配合处理。

3. 取试纸时，手不可接触测量区及接触条。

4. 瓶装试纸应盖紧盖。

（李宏霞）

任务三　胸腔穿刺术前和术后护理

一、实训目标

能协助医师做好胸腔穿刺术前和进行术后护理。

二、实训用物

1. 物品准备：基础治疗盘一套、胸腔穿刺包（术中用物）、无菌手套、注射器（5 ml、20 ml 或 50 ml 各 1 支）（术中用物）、试管、量杯、垫巾、靠背椅。

2. 药品准备：2%利多卡因 10 ml，需注药者按医嘱准备（术中用物）。

三、操作标准及技术要求

操作目的：排出胸腔内的气体和液体，以减轻症状，明确诊断；向胸腔内注入药物，以达到治疗的目的。

项目	项目内容	技术要求
素质要求	仪表举止	•仪表大方，举止端庄，态度和蔼，面带微笑
	服装服饰	•服装、鞋帽整洁，发型、着装符合要求
操作前准备	环境准备	•清洁通风、无患者治疗和进餐
	用物准备	•将用物按操作顺序备齐，放于护理车上，推至患者床旁
	护士准备	•洗手（七步洗手法）（从此步骤开始计时）、戴口罩
		术前护理： •向患者及家属解释穿刺目的、操作步骤以及术中注意事项，协助患者做好心理准备，配合穿刺。对于精神紧张者，病情允许时可术前半小时给予药物镇静止痛 •术前指导患者练习穿刺体位，并告知患者术中保持体位，不要随意活动，避免咳嗽及深呼吸，以免损伤脏层胸膜和肺组织
操作流程	核对解释	•查对床号、姓名，向患者解释操作目的、术中配合的方法及注意事项，以取得合作
	摆放体位	•嘱患者排空大小便，帮助患者摆放体位；协助术者定位，腰部铺垫巾
	操作过程	•打开胸腔穿刺包，配合医生常规消毒穿刺部位，协助固定孔巾 •术中注意观察患者生命体征，协助留取标本 •操作完毕术者拔出穿刺针，按压穿刺点防止出血，用无菌纱布覆盖穿刺点并用胶布固定

续表

项目	项目内容	技术要求
操作后处理	术后护理	•记录穿刺的时间,抽液抽气的量,胸腔积液的颜色、性质以及患者在术中的情况 •嘱患者健侧卧位休息,鼓励深呼吸,促进肺膨胀 •并发症的观察:术后密切观察患者的呼吸、脉搏、血压、主诉症状等,注意有无血胸、气胸、肺水肿等并发症的发生 •穿刺部位观察:穿刺部位如出现红、肿、热、痛,液体溢出或体温升高时及时通知医生;保持穿刺部位敷料清洁干燥
	整理用物	•协助患者取舒适体位,整理床单位 •整理用物,终末处置
	洗手记录	•七步洗手法,记录抽取的气量或液量及其性质 •报告操作完毕(计时结束)
综合评价	规范熟练	•手法正确,动作轻稳,节力,省时 •操作熟练,在规定时间内完成

四、评分标准

项目		要求	分值	得分	备注
素质要求(10分)		•服装、鞋帽整洁,仪表大方,举止端庄 •微笑服务、态度和蔼、语言恰当	5 5		
操作前准备(10分)	环境	•清洁通风、无患者治疗和进餐	3		
	用物	•将用物按操作顺序备齐,放于护理车上,推至患者床旁	2		
	护士	•洗手(七步洗手法)(从此步骤开始计时)、戴口罩	5		
操作流程(70分)	术前护理	•核对患者姓名、床号、手腕带 •向患者解释操作目的、术中配合的方法及注意事项,以取得合作 •嘱患者排空大小便,帮助患者摆放体位;协助术者定位,腰部铺垫巾	3 2 10		
	操作过程	•打开胸腔穿刺包,配合医生常规消毒穿刺部位,协助固定孔巾 •术中注意观察患者生命体征,协助留取标本 •操作完毕术者拔出穿刺针,按压穿刺点防止出血,用无菌纱布覆盖穿刺点并用胶布固定	15 15 15		
	术后护理	•协助患者取健侧卧位,整理床单位,并交代注意事项 •整理用物,终末处置 •洗手,记录抽取的气量或液量及其性质	3 3 4		
评价(10分)	操作流程	•操作步骤流畅,动作轻巧	5		
	提问		5		
总分			100		

五、注意事项

1. 术后胸痛严重者,可给予镇静、镇痛剂。

2. 操作中尽量让患者避免深呼吸、咳嗽及转动身体。

3. 每次抽液或抽气不可过快过多。首次抽液不宜超过 600 ml,以后每次抽液不超过 1000 ml,速度适宜,避免引起纵隔移位。若诊断明确,抽液量 50~100 ml 即可。

4. 操作中严密监测患者的脉搏、呼吸、面色等变化。一旦出现头晕、面色苍白、心悸、出汗、胸痛、晕厥、连续刺激性咳嗽、咳泡沫样痰、气促等,立即停止抽液,协助患者平卧,密切观察血压变化。

5. 病情危重,体质极度虚弱不能耐受穿刺者。出血性疾病造成严重出血倾向者,如血友病、大咯血等。严重肺结核及肺气肿均为此操作的禁忌证。

(钱艳萍)

任务四　腹腔穿刺术前及术后护理

一、实训目标

能协助医师做好腹腔穿刺术前及术后护理。

二、实训用物

基础治疗盘 1 套、腹腔穿刺包(术中用物)、无菌手套、注射器(5 ml、20 ml、50 ml 各 1 支)、输液器、无菌培养瓶、试管、量杯、腹带及中单、卷尺、局麻药物(2%盐酸利多卡因注射液或 1%盐酸普鲁卡因注射液)(术中用物)、0.1%肾上腺素注射液。

三、操作标准及技术要求

操作目的:腹水原因不明者明确病因;大量腹水者减轻症状;需腹腔内药物注射治疗者。

项目	项目内容	技术要求
素质要求	仪表举止	•仪表大方,举止端庄,态度和蔼,面带微笑
	服装服饰	•服装、鞋帽整洁,发型、着装符合要求

续表

项目	项目内容	技术要求
操作前准备	环境准备	•清洁通风、无患者治疗和进餐
	用物准备	•将用物按操作顺序备齐，放于护理车上，推至患者床旁
	护士准备	•洗手（七步洗手法）（从此步骤开始计时）、戴口罩
		术前护理： •向患者及家属解释穿刺目的、操作步骤以及术中注意事项，协助患者做好心理准备，配合穿刺。对于精神紧张者，病情允许时可术前半小时给予药物镇静止痛 •术前指导患者衣着舒适，术前排空膀胱，以免穿刺时损伤膀胱
操作流程	核对解释	•查对床号、姓名，向患者解释操作目的、术中配合的方法及注意事项，以取得合作 •整理用物，洗手，记录抽取的气量或液量及其性质
	摆放体位	•嘱患者排空大小便，帮助患者摆放体位；放液前测量腹围、脉搏、血压，注意腹部体征，以观察病情变化。协助患者坐在靠椅上，或平卧、半卧、稍左侧卧位
	操作过程	•打开腹腔穿刺包，配合医生常规消毒穿刺部位，协助固定孔巾 •术中注意观察患者生命体征，协助留取标本 •操作完毕术者拔出穿刺针，按压穿刺点防止出血，用无菌纱布覆盖穿刺点并用胶布固定
操作后处理	术后护理	•记录穿刺的时间，术后平卧位休息 8~12 h •测量腹围，观察腹水消长情况以及患者在术中的情况 •并发症的观察：术后密切观察穿刺部位有无渗液、渗血，有无腹部压痛、反跳痛和腹肌紧张等腹膜炎征象 •穿刺部位观察：穿刺部位如出现红、肿、热、痛、液体溢出或体温升高及时通知医生。保持穿刺部位敷料清洁干燥
	整理用物	•协助患者取舒适体位，整理床单位 •整理用物，终末处置
	洗手记录	•七步洗手法，记录抽取的液量及其性质 •报告操作完毕（计时结束）
综合评价	规范熟练	•手法正确，动作轻稳，节力，省时 •操作熟练，在规定时间内完成

四、评分标准

项目		要求	分值	得分	备注
素质要求（10 分）		•服装、鞋帽整洁，仪表大方，举止端庄 •微笑服务、态度和蔼、语言恰当	5 5		
操作前准备（10 分）	环境	•清洁通风、无患者治疗和进餐	3		
	用物	•将用物按操作顺序备齐，放于护理车上，推至患者床旁	2		
	护士	•洗手（七步洗手法）（从此步骤开始计时）、戴口罩	5		

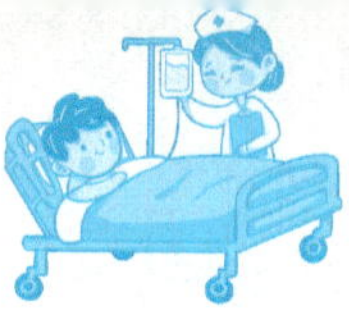

续表

项目		要求	分值	得分	备注
操作流程（70 分）	术前护理	•核对患者姓名、床号、手腕带 •向患者解释操作目的、术中配合的方法及注意事项，以取得合作 •嘱患者排尿，垫中单，取半卧位或平卧位，腹水少量者取左侧卧位，腰背部铺好腹带，测腹围并记录	3 2 10		
	操作过程	•协助术者配合定位，常规消毒皮肤，铺无菌孔巾，配合局部麻醉 •术中协助留取标本，注意观察患者生命体征 •操作完毕，术者取出穿刺针，按压穿刺点，用无菌纱布覆盖后固定，测腹围，束腹带	15 15 15		
	术后护理	•协助患者取平卧位休息，整理床单位，并交代注意事项 •整理用物，终末处置 •洗手，记录抽取的液量及其性质	3 3 4		
评价（10 分）	操作流程	•操作步骤流畅，动作轻巧	5		
	提问		5		
总分			100		

五、注意事项

1. 有肝性脑病先兆者或确诊有粘连性结核性腹膜炎、棘球蚴病(包虫病)、卵巢肿瘤者禁忌腹腔穿刺放腹水。

2. 根据穿刺点的选择协助患者取合适体位，用屏风遮挡。

3. 术中应密切观察患者有无头晕、恶心、心悸、气短、面色苍白等，一旦出现应立即告知医生停止操作，并对症处理。

4. 注意腹腔放液的速度不宜过快，以防腹压骤然降低，内脏血管扩张而发生血压下降甚至休克等现象。肝硬化患者一次放腹水一般不超过 3 000 ml，过多放液可诱发肝性脑病和电解质紊乱，但在补充输注大量白蛋白的基础上，也可以大量放液。

（张媛媛）

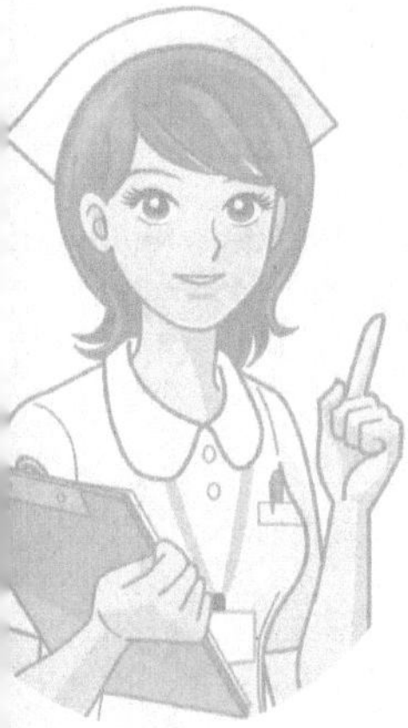

模块三　外科护理

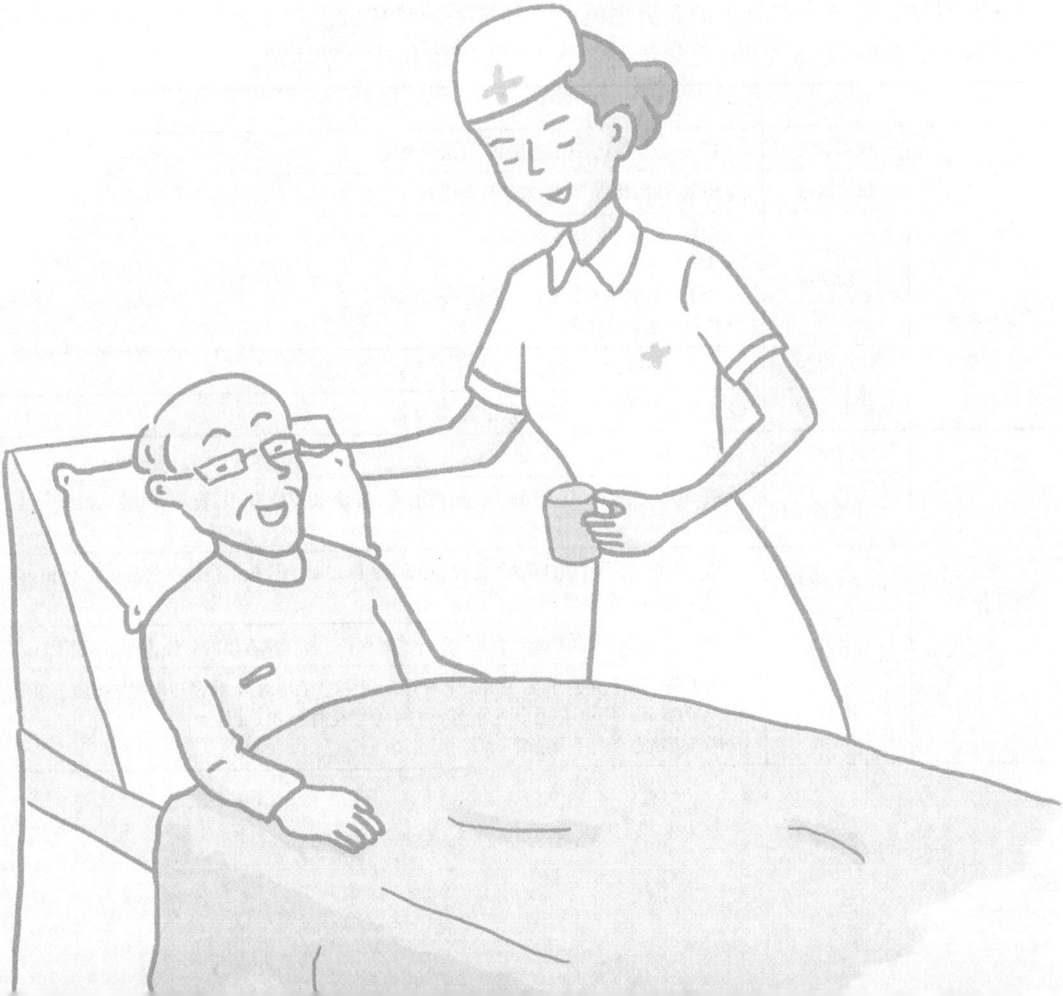

任务一　外科手消毒

一、实训目标

1. 学会外科手消毒的操作步骤。
2. 严格遵守操作程序，消除细菌。

二、实训用物

洗手液、外科手消毒剂（非接触式）、无菌擦手巾（或无菌擦手纸）及手巾收纳筐，必要时备指甲剪、刷子和盛刷子的容器。

三、操作标准及技术要求

操作目的：外科手术前医护人员用流动水和洗手液揉搓冲洗双手、前臂至上臂下 1/3，再用手消毒剂清除或杀灭手部、前臂至上臂下 1/3 暂居菌和减少常居菌。

项目	项目内容	技术要求
素质要求	仪表举止	•仪表大方，举止端庄，态度和蔼，面带微笑
	服装服饰	•服装、鞋帽整洁，发型、着装符合要求
操作准备	环境准备	•宽敞、清洁通风，无人员走动 •水池设计合理，水花飞溅少 •干手物放置在不易被水花溅湿的地方 •洗手区域安装钟表
	用物准备	•洗手液，外科手消毒剂，无菌擦手巾及手巾收纳筐
	护士准备	•指甲修剪，取下手部饰物及手表，戴口罩
操作流程	挽衣袖	•挽起衣袖至上臂上 1/3 处
	流动水洗手	•打开水龙头，调节合适的水流和水温，流动水冲洗双手、腕部、前臂、肘部、肘上 10 cm 处
	洗手液洗手	•取 3~5 ml 洗手液涂抹双手、前臂、肘部、肘上 10 cm 处，按七步洗手法洗至肘上 10 cm 处，用时 3 min（每步 15 s）
	冲洗	•用流动水彻底依次冲洗双手、手臂，冲洗时保持手朝上肘朝下的姿势，防止水倒流
	擦手	•取无菌巾擦干双手，再将毛巾完全展开，两手捏住毛巾对角，将清洁面朝外折成三角形放于左侧腕部，右手抓住毛巾两角，转动右手手臂至肘上 10 cm 处。 •同样方法擦干右手及前臂

续表

项目	项目内容	技术要求
操作流程	消毒胳膊	•取 3~5 ml 消毒剂分别于左手手掌心，右手指尖在掌心消毒剂中浸泡 5 s，将洗手液均匀涂抹于左手手背、上臂及肘上 10 cm 处 •同样方法消毒右手手背、上臂及肘上 10 cm 处
	消毒手	•最后再取 2 ml 消毒剂于掌心，掌心相对、掌心掌背相对、双手交叉、弯曲各手指关节、左右拇指，相互揉搓，直至消毒剂干燥
	操作结束	•双手合拢置于胸前，保持一定距离（≥30 cm）
综合评价	规范熟练	•操作规范、用力恰当 •操作熟练，在规定时间内完成
	关键环节	•无菌观念意识强

四、评分标准

项目		要求	分值	得分	备注
素质要求		•着装干净、整洁；指甲无染色，无手部饰物	5		
操作前		•环境评估、物品准备	4		
操作中	挽衣袖	•未执行扣 4 分，不符合扣 2 分	4		
	流动水洗手	•顺序错误扣 4 分	4		
	洗手液洗手	•未按七步洗手法扣 6 分；遗漏一个部位扣 6 分；时间不够，每个部位扣 2 分	20		
	冲洗	•冲洗顺序错误扣 3 分；衣服溅湿扣 3 分；水倒流扣 6 分	6		
	擦手	•擦拭方法不对扣 2 分；无菌巾污染扣 2 分	4		
	消毒胳膊	•擦拭方法不对扣 2 分；无菌巾污染扣 2 分	4		
	消毒手	•剂量不够扣 4 分，涂抹方法不正确扣 4 分，涂抹范围不够扣 4 分	20		
	操作结束	•双手未交叉揉搓扣 2 分，未达干燥扣 2 分	10		
操作后		•手下垂、过高或过度外展扣 3 分	4		
综合评价		•不符合扣 2 分	15		
		•操作程序混乱扣 5 分			
		•缺乏无菌观念扣 2 分			
总分			100		

五、注意事项

1. 操作前修剪指甲，不可过指尖。

2. 整个消毒过程手保持位于胸前高于肘部。
3. 要强化无菌观念。

（王馨逸）

任务二　穿脱手术衣

一、实训目标

1. 学会穿手术衣的操作步骤。
2. 防止手术过程中皮肤深部的常驻菌随汗液带到皮肤表面。

二、实训用物

手术衣、挂衣架。

三、操作标准及技术要求

操作目的：保证接触手术区域无菌，防范外源性传染。

项目	项目内容	技术要求
素质要求	仪表举止	•仪表大方，举止端庄
	服装服饰	•穿洗手衣、戴帽子口罩
操作准备	用物准备	•无菌手术衣包事先由巡回护士打开，无菌手套亦由巡回护士备好
	环境准备	•评估操作环境的要求（口述）
	护士准备	•在穿无菌手术衣与戴无菌手套前，手术人员必须洗手，并经消毒液泡手和晾干
操作流程	穿对开式手术衣	•从已打开的无菌衣包内取出无菌手术衣一件，在手术间内找一较空旷的地方穿衣 •手提起手术衣衣领并抖开，手术衣内面朝向操作者，将手术衣向上轻掷的同时顺势将双手和前臂伸入衣袖内，并向前平行伸展，双手伸出袖口 •看准袖筒的入口，将衣服轻轻抛起，双手迅速同时伸入袖筒内，两臂向前平举伸直，巡回护士在后面系好手术衣领带子及背部系带，协助穿手术衣时不能触及穿衣者刷过手的手臂
	穿全遮盖手术衣	•从已打开的无菌衣包内取出无菌手术衣一件，在手术间内找一较空旷的地方穿衣 •手提起手术衣衣领并抖开，手术衣内面朝向操作者，将手术衣向上轻掷的同时顺势将双手和前臂伸入衣袖内，并向前平行伸展；双手即可伸出袖口 •巡回护士在后面拉衣带，手术者戴好无菌手套后解开胸前衣带交给巡回护士，巡回护士用无菌持物钳牵住手术衣前面的衣带，让手术者向左旋转 180°，将衣带交于穿衣者与手术衣左前面的一根衣带相互打结牢固自行系于腰间

续表

项目	项目内容	技术要求
操作流程	脱手术衣	•手术完毕，需进行另一台手术时，必须更换手术衣及手套。术后洗净手套上血迹，应先脱手术衣，后脱手套 •由巡回护士解开背带及领口带。自己双手抱肘，由巡回护士将手术衣自背部向前返折，由肩部向肘部翻转，使手套的腕部随之自然翻转于手上 •用右手脱下左手手套至掌部，再以左手指脱去右手手套。最后用右手指在左手掌部褪下左手手套。脱手套时，手套的外面不能接触皮肤，保护手臂及洗手衣裤不被手术衣外面所污染 •如果手术完毕，手套未破，又需连续施行另一手术时，可不用重新刷手，仅需用消毒液再浸泡或涂擦前臂。若前一次为污染手术，则连续手术前必须重新刷手
	操作后处理	•用手术衣内侧面将手术衣包裹，至于指定地点，手术衣外侧污染面不得接触手臂及洗手衣裤
综合评价	操作质量	•动作准确、流畅，未违反操作规程，符合无菌操作原则
	熟练程度	•动作规范，无多余动作
	操作效果	•穿脱过程中始终保持衣领及无菌面不被污染

四、评分标准

项目	要求	分值	得分	备注
素质要求（5分）	•服装、鞋帽整洁，仪表大方，举止端庄	5		
操作前准备（10分）	•温湿度适宜、安静整洁，光线适中（口述） •准备齐全，放置合理 •外科手消毒	3 3 4		
操作流程（62分）	•取手术衣方法正确 •穿手术衣方法正确，一步错误扣5分 •脱手术衣方法正确，一步错误扣5分 •系领扣不污染 •系袖扣方法正确、不污染 •后襟对齐、扎腰带方法正确 •不污染个人	5 20 20 5 5 5 2		
操作后（12分）	•用物整理处置符合要求 •态度认真，操作严谨 •洗手，记录	5 3 4		
综合评价（11分）	•动作准确、流畅，未违反操作规程，符合无菌操作原则 •动作规范，无多余动作 •穿脱过程中始终保持衣领及无菌面不被污染 •操作时间不超过6 min	2 2 4 3		
总分		100		

五、注意事项

1. 手术衣长短要合适，不可接触地面。
2. 穿手术衣时，双手保持在腰部以上，肩部以下，腋中线以前。
3. 遵循无菌操作原则。

（王馨逸）

任务三　备皮

一、实训目标

1. 熟练去除手术区毛发和污垢。
2. 操作过程中预防切口感染。

二、实训用物

一次性备皮刀、一次性手套、弯盘、滑石粉或脱毛剂、纱布、一次性治疗巾、棉签、手电筒、脸盆内盛热水、毛巾，必要时备75%乙醇溶液（骨科手术应备软毛刷、无菌巾、绷带）。

三、操作标准及技术要求

操作目的：为手术时皮肤消毒做好准备。

项目	项目内容	技术要求
素质要求	仪表举止	•仪表大方，举止端庄
	服装服饰	•衣帽整洁、戴口罩
操作准备	用物准备	•治疗盘内放置肥皂水或剃毛剂（家属备）、纱布、棉签、液状石蜡、手电筒、水和毛巾（家属备），75%乙醇溶液或一次性备皮包
	环境准备	•清洁、安静、安全、温度适宜，提供遮挡
	护士准备	•衣帽整洁，戴口罩
	核对准备	•双人核对医嘱，准备用物
		•核对患者身份信息，评估患者，做好解释工作，以取得配合

续表

项目	项目内容	技术要求
操作流程	洗手	•洗手,戴口罩
	核对	•携用物至床旁,再次核对患者信息,取舒适卧位
	保暖	•必要时关门窗,用床帘或屏风遮挡,保护患者隐私,注意保暖及照明 •暴露备皮区域,打开备皮包,铺治疗巾,戴一次性手套
	润滑	•用软毛刷蘸滑石粉(或肥皂液)涂擦备皮区域
	剃毛	•一只手持纱布块绷紧皮肤,另一只手持剃刀与皮肤成45°角,顺毛发生长方向剃去毛发,注意剃的力度和角度,勿剃破皮肤
	检查	•剃毕用手电筒照亮检查效果,尤其注意是否有残留毛发
	局部清洗	•清洗局部皮肤,必要时用棉签蘸汽油清洁脐部并用乙醇消毒
	操作后处理	•撤治疗巾,脱手套;协助患者穿好衣物 •整理床单位,协助患者取舒适体位,告知其注意事项 •正确处理用物 •洗手并记录
综合评价	操作质量	•备皮区域毛发剃净;无皮肤划痕破损、发生
	熟练程度	•操作过程中动作轻柔,熟练,注意保暖
	操作效果	•符合手术标准

四、评分标准

项目	评分标准	分值	得分	备注
素质要求(5分)	•服装、鞋帽整洁,仪表大方,举止端庄	5		
操作前准备(10分)	•清洁、安静、安全、温度适宜,提供遮挡	4		
	•准备齐全,放置合理	3		
	•患者注意保暖	3		
操作流程(63分)	•洗手,戴口罩、必要时戴手套 •核对患者信息、确认手术方式 •调床帘遮挡,保护隐私 •铺一次性治疗巾 •协助患者摆好体位,检查皮肤完整性 •蘸取少许热水和皂液,涂探备皮区域 •一手用纱布绷紧皮肤,另一手持剃刀45°自上而下分区剃净毛发 •备皮范围正确:皮肤准备范围不可少于手术切口周围15 cm •检查是否剃净毛发,有无刮破皮肤 •用毛巾浸热水洗去局部毛发、皂液 •清除污垢,修剪指(趾)甲。脐孔用液状石蜡棉签擦去污垢 •脱手套,洗手 •再次核对,记录 •整理床单位,协助患者舒适体位	4 3 3 3 2 5 6 6 6 6 6 4 5 4		

续表

项目	评分标准	分值	得分	备注
操作后（10 分）	• 用物整理处置符合要求	5		
	• 态度认真，操作严谨	5		
评价（12 分）	• 操作过程中动作轻柔，熟练，注意保暖	4		
	• 备皮区域毛发剃净；无皮肤划痕破损	4		
	• 操作时间不超过 6 min	4		
总分		100		

五、注意事项

1. 剃除手术区毛发一般在术前 1 天或当日进行，时间过长会重新长出毛发或积存污垢，则失去备皮的意义。若为骨科手术，术前连续 3 天做皮肤准备，并用 70%乙醇溶液涂擦，最后用无菌巾包裹。

2. 剃毛发时，不能逆行剃除毛发，以免损伤毛囊；绷紧皮肤，切勿剃破皮肤，以免造成出血和感染。

3. 操作过程中动作要轻柔、熟练，注意为患者保暖，注意保护患者隐私。

4. 特殊手术部位皮肤应根据手术方式和手术时间进行准备。

（王馨逸）

任务四　胸腔闭式引流管的护理

一、实训目标

1. 熟练掌握更换引流管的操作步骤。

2. 操作过程中树立无菌观念。

二、实训用物

1. 治疗车上层：治疗盘、无菌持物钳、无菌纱布、75%乙醇溶液、棉签、弯盘、启瓶器、剪刀、胶布、碘伏、一次性无菌胸腔引流装置、无菌换药碗内盛无菌纱布 2 块及无菌镊、无菌生理盐水 500 ml、卵圆钳 2 把、一次性无菌治疗巾、一次性手套、记录单、医嘱单、笔。

2. 治疗车下层：医疗垃圾桶、生活垃圾桶。

三、操作标准及技术要求

操作目的：保持引流通畅，维持胸腔内压力，便于观察胸腔引流的性质、颜色、量，防止逆行感染。

项目	项目内容	技术要求
素质要求	仪表举止	•仪表大方，举止端庄，态度和蔼，面带微笑
	服装服饰	•服装、鞋帽整洁，发型、着装符合要求
操作准备	环境准备	•清洁通风，无人员走动
	用物准备	•治疗盘、无菌持物钳、无菌纱布罐、75%乙醇溶液、棉签、弯盘、启瓶器、剪刀、胶布、碘伏、一次性无菌胸腔引流装置、无菌换药碗、无菌生理盐水 500 ml、卵圆钳 2 把、治疗巾、一次性手套、医用垃圾袋、记录单
	护士准备	•着装符合护理操作要求，双人核对医嘱，准备用物 •洗手，戴口罩
操作流程	核对	•核对患者床号、姓名，评估患者 •核对一次性胸腔引流装置有效期，检查有无破损、漏气
	连接装置	•打开胸腔引流装置包装袋，取出引流瓶连接管放置适当处
	注水	•将 500 ml 0.9%的生理盐水加入胸腔引流瓶内
	标识	•将无菌引流瓶连接管与水封瓶长管紧密连接，平视观察胸腔引流瓶内液体平面，用胶布做好标记，并注明日期及液体量
	再次洗手	•再次洗手
	再次核对	•携用物至患者床旁，再次核对患者床号、姓名
	检查管道	•协助患者取合适体位，挤压胸腔引流管，观察是否通畅
	更换管道	•将治疗巾垫于引流管下适当处，取 2 把卵圆钳双重夹闭引流接管适宜处 •再次核对床号、姓名，戴手套 •取无菌纱布包裹胸腔引流管与引流瓶连接管的连接处，分离胸腔引流管 •将胸腔引流瓶连接管前端向上提起，使引流液全部流入胸腔引流瓶内，将换下的引流瓶放入医疗垃圾桶内 •消毒胸腔引流管连接口（从内到外），并取无菌纱布包裹 •将胸腔引流管与水封瓶连接管紧密连接，将胸腔引流瓶置于安全处，松卵圆钳 •挤压胸腔引流管，嘱患者深呼吸，观察引流瓶内水柱波动及有无气泡逸出等情况，保持引流瓶低于胸腔 60~100 cm •撤治疗巾，脱手套
	操作结束	•协助患者取半卧位，整理床单位，观察胸腔引流液量、颜色、性质，询问患者需要；行相关知识宣教 •处理用物；洗手，取口罩；记录
综合评价	规范熟练	•操作规范、用力恰当 •操作熟练，在规定时间内完成
	关键环节	•无菌观念意识强

四、评分标准

项目	要求	分值	得分	备注
操作准备 （5分）	•着装整齐，戴口罩 •操作用物：治疗盘、无菌持物钳、无菌纱布罐、75%乙醇溶液、棉签、弯盘等	2 3		
评估患者 （10分）	•询问患者病情及呼吸情况 •观察引流管通畅及水柱波动情况 •向患者解释更换胸腔引流管目的，取得患者配合	4 4 2		
操作流程 （65分）	•核对患者床号、姓名，评估患者	2		
	•解释操作目的，取得患者配合	2		
	•舒适与安全	2		
	•核对一次性胸腔引流装置有效期，检查有无破损、漏气	2		
	•打开胸腔引流装置包装袋，取出引流瓶连接管放置适当处	2		
	•将500ml 0.9%的生理盐水加入胸腔引流瓶内	2		
	•将无菌引流瓶连接管与水封瓶长管紧密连接，平视观察胸腔引流瓶内液体平面，用胶布做好标记，并注明日期及液体量	5		
	•携用物至患者床旁，再次核对患者床号、姓名	2		
	•卵圆钳双重夹闭引流接管适宜处	4		
	•取无菌纱布包裹胸腔引流管与引流瓶连接管的连接处，分离胸腔引流管	4		
	•将胸腔引流瓶连接管前端向上提起，使引流液全部流入胸腔引流瓶内，将换下的引流瓶放入医用垃圾袋内。	5		
	•消毒胸腔引流管连接口，并取无菌纱布包裹	4		
	•将胸腔引流管与水封瓶连接管紧密连接，将胸腔引流瓶置于安全处，松卵圆钳	6		
	•挤压胸腔引流管，嘱患者深呼吸，观察引流瓶内水柱波动等情况，保持引流瓶低于胸腔60~100 cm	10		
	•撤治疗巾，脱手套	2		
	•协助患者取半卧位，整理床单位	4		
	•处理用物，洗手，取口罩，记录	5		
	•15 min以内完成	2		
指导患者 （20分）	•嘱患者不要拔出引流管及保持密封状态 •拔除引流管前嘱患者深呼吸，然后屏住，以免拔出引流管时管端损伤肺脏或疼痛及造成气胸	10 10		
总分		100		

五、注意事项

1. 术后患者血压平稳，应取半卧位以利引流。
2. 水封瓶应位于胸部以下，不可倒转，维持引流系统密封，接头牢固。
3. 保持引流管长度适宜，翻身活动防止受压、打折、扭曲、脱出。
4. 保持引流管通畅，注意观察引流液的量、颜色、性质，并做好记录，如有异常及时通知医师。

（王馨逸）

任务五 结肠造口袋的护理

一、实训目标

1. 学会更换人工肛门袋的操作。
2. 熟悉结肠造口的观察与护理要点及注意事项。

二、实训用物

人工肛门袋、测量尺或圈、剪刀、一次性手套、生理盐水棉球、防漏膏、棉花、纱布、温水便盆或痰盂，另备水温计和润滑油；医疗垃圾桶、生活垃圾桶、速干手消毒剂。

三、操作标准及技术要求

操作目的：提高患者生活质量，提高造口者舒适度，降低造口并发症

项目	项目内容	技术要求
素质要求	仪表举止	•仪表大方，举止端庄，态度和蔼，面带微笑
	服装服饰	•服装、鞋帽整洁，发型、着装符合要求
操作准备	环境准备	•清洁通风，无人员走动
	用物准备	•人工肛门袋、测量尺或圈、防漏膏、棉花、纱布、温水便盆或痰盂，另备水温计和润滑油
	护士准备	•洗手，戴口罩

续表

项目	项目内容	技术要求
操作流程	核对与解释	•双人核对医嘱，准备用物
		•携用物至患者床旁
		•核对患者身份信息，评估患者，解释操作的意义，并请患者及其家属积极参与，以便以后患者逐步在家人的帮助下或完全由自己操作
	安置体位	•告知患者常取坐位，抬高床头呈 30° 角，便于观察和操作
	去除旧袋	•戴手套。一只手按压皮肤，一只手自上而下慢慢将底板撕除。若撕除有困难，则用湿纱布浸湿底板后再撕除，将旧袋放入医疗垃圾桶中
	观察造口	•观察人工肛门及周围皮肤是否有缺血、出血、红肿等情况
	清洁皮肤	•用生理盐水棉球清洁人工肛门周围皮肤，由外向内，注意不能损伤黏膜 •更换手套
	更换肛门袋	•根据人工肛门的形状和大小，裁剪适合的人工肛门袋底板开口，一般超出人工肛门 0.2 cm，将底板附在皮肤上，根据皮肤纹路放置护胶片，整平，在底板上涂防漏膏，再仔细贴好人工肛门袋
	整理床单位	•协助患者穿好衣物 •整理床单位，协助患者取舒适体位，告知其注意事项
	操作结束	•按医院规定处理污物 •洗手并记录人工肛门情况，排泄物量、颜色、性质及患者的反应
综合评价	规范熟练	•操作规范、用力恰当 •操作熟练，在规定时间内完成
	关键环节	•无菌观念意识强

四、评分标准

项目	要求	分值	得分	备注
操作前准备（20 分）	•仪表符合要求 •核对医嘱，准备用物 •评估 •患者病情，意识状态及配合能力 •患者损伤部位，伤口情况 •解释操作目的，取得患者配合	2 2 2 4 5 5		
操作流程（75 分）	•核对患者床号、姓名	3		
	•洗手，戴口罩	3		
	•核对造口装置有效期，检查有无破损、漏气	5		
	•安置体位：患者取舒适体位	3		
	•一只手按压皮肤，一只手自上而下慢慢将底板撕除	5		
	•用生理盐水棉球清洁人工肛门周围皮肤，观察周围皮肤及造口情况	10		
	•更换手套	3		

续表

项目	要求	分值	得分	备注
操作流程（75分）	• 裁剪的人工用门袋底板开口	15		
	• 正确粘贴造口袋	10		
	• 夹上便袋夹，记录时间	5		
	• 整理床单位，告知其注意事项	5		
	• 整理患者衣服及用物，按医院规定处理污物 • 洗手并记录人工肛门情况，排泄物量、颜色、性质及患者的反应	3 5		
综合评价（5分）	• 操作熟练程度 • 体现人文关怀	3 2		
总分		100		

五、注意事项

1. 选择袋口合适的人工肛门袋，将袋口对准造口并与皮肤紧贴，袋囊朝下，用有弹性的腰带固定。

2. 袋内容物满 1/3 即应更换。

3. 在每次更换新袋前，用中性溶液清洁造口周围皮肤，再涂上氧化锌软膏，同时注意造口周围皮肤有无红肿、破溃等现象。

4. 将用过的人工肛门袋洗净，用 0.1%氯己定溶液浸泡消毒 30 min，晾干备用。

5. 人工肛门袋不可长期使用。

（王馨逸）

任务六　胃肠减压引流管的护理

一、实训目标

1. 学会胃肠减压术的操作方法。

2. 通过对胃肠减压吸出物的观察，判断患者病情变化。

二、实训用物

1. 治疗盘内：一次性无菌手套、一次性胃管、一次性负压引流盒、一次性治疗巾、一次性 20 ml 注射器、无菌纱布若干、无菌治疗碗（内盛液状石蜡纱布 1 块、无菌镊 1 把）、水杯（盛凉开水）、棉签、胶布、剪刀、听诊器（必要时）、手电筒、弯盘、胃管标识。

2. 其他：医嘱单、治疗卡、速干手消毒剂、医疗垃圾桶、生活垃圾桶。

三、操作标准及技术要求

操作目的：解除或缓解肠梗阻所致的症状，进行胃肠道手术的术前准备，以减少胃肠胀气。术后吸出胃肠内气体和胃内容物，减轻腹胀，减少缝线张力和伤口疼痛，促进伤口愈合，改善胃肠壁血液循环，促进消化功能的恢复。

项目	项目内容	技术要求
素质要求	仪表举止	•仪表大方，举止端庄，态度和蔼，面带微笑
	服装服饰	•服装、鞋帽整洁，发型、着装符合要求
操作准备	环境准备	•清洁通风，无人员走动
	用物准备	•治疗车、治疗盘、治疗巾、弯盘（内放纱布）、胃肠减压器、胃管、20 ml 注射器、听诊器、圆碗（内盛水）、污物杯、棉签、胶布、液状石蜡和别针
	护士准备	•着装符合护理操作要求：洗手、戴口罩，准备用物
操作流程	核对解释	•双人核对医嘱，核对床号、姓名、住院号，评估患者，检查鼻腔，有义齿者取下妥善保管；解释操作目的，以便配合
		•将备用物放置在治疗车上，推至患者床旁，再次核对，备胶布
	安置体位	•帮助患者取半坐卧位或平卧位；帮昏迷者去枕平卧，头后仰，在其颌下铺一次性治疗巾
	检查	•用湿棉签清洁一侧鼻腔 •检查并打开一次性胃管包装袋
	测量胃管长度	•戴手套，用注射器检查胃管是否通畅，测量胃管所需插入长度（一般为前额发际到胸骨剑突处或由耳垂至鼻尖，成人约 45~55 cm，婴幼儿 14~18 cm），并用液状石蜡纱布润滑胃管前端
	置管	•选定一侧鼻孔，一手持无菌纱布托住胃管，另一手用持物镊将胃管前端轻轻插入，当插至咽喉部（10~15 cm）时，根据患者具体情况进行插管： （1）嘱清醒患者做吞咽动作，将胃管顺势向前推进，直至预定长度 （2）对昏迷患者，可用左手将患者头部托起，使其下颌靠近胸骨柄，以加大咽喉部通道的弧度，便于胃管顺利插入 •初步固定
	置管中处理	•在插入胃管过程中，如果患者出现恶心、呕吐现象，可暂停插入并让患者做深呼吸；插入不畅时，检查胃管是否盘曲口中或将胃管抽出少许，再小心插入；如果患者出现强烈呛咳、呼吸困难、发绀等现象，表明胃管误入气管，应立即拔出
	确定胃管在胃内	•检查胃管是否在胃内： （1）在胃管末端连接注射器抽吸，有胃液被抽出 （2）置听诊器于患者胃部，快速经胃管向胃内注入 10 ml 空气，听到气过水声 （3）将胃管末端放入盛水的治疗碗内，无气泡逸出
	妥善固定	•确认胃管在胃内，用胶布固定胃管于鼻翼及面颊部
	连接负压盒	•检查一次性负压盒，排出负压盒内气体，关闭负压盒开关，连接胃管，打开负压盒开关，固定于床边适当处 •观察引流管是否通畅及引流液的颜色、性质、量，协助患者清洁口腔、鼻部及面部，撤去弯盘和治疗巾。粘贴导管标识。 •脱手套

续表

项目	项目内容	技术要求
操作流程	健康宣教	• 帮助患者取舒适卧位并交代注意事项，如翻身时防止管道扭曲、受压、脱出，该定器位置保持低于胃部高度，胃肠减压期间禁饮、禁食等 • 整理床单位及用物
	操作结束	• 按照院感要求处理用物
		• 洗手，取口罩
		• 记录
综合评价	规范熟练	• 操作规范、用力恰当 • 操作熟练，在规定时间内完成
	关键环节	• 无菌观念意识强

四、评分标准

项目	要求	分值	得分	备注
操作前（15分）	• 评估患者的病情和鼻腔情况 • 向患者解释操作的目的、方法和配合要点，取得其配合 • 仪表符合要求 • 用物准备	5 5 2 3		
操作中（75分）	• 携用物至患者床旁，核对并解释	2		
	• 洗手，戴口罩，戴手套	4		
	• 核对一次性胃管引流装置有效期，检查有无破损、漏气	5		
	• 帮助患者取半坐卧位，铺治疗巾	5		
	• 用湿棉签清洁一侧鼻腔	2		
	• 检查胃管是否通畅，测量胃管所需插入长度（鼻尖-耳垂-剑突），并用液状石蜡纱布润滑胃管前端	15		
	• 选定的一侧鼻孔将胃管轻轻插入，当插至咽喉部（10~15 cm）时，嘱清醒患者做吞咽动作，将胃管顺势向前推进，直至预定长度	15		
	• 检查胃管在胃内	10		
	• 胶布固定胃管于鼻翼及面颊部	3		
	• 调节减压装置，将胃管与胃肠减压器连接	10		
	• 妥善固定引流管	4		
操作后（10分）	• 帮助患者取舒适卧位并交代注意事项 • 整理床单位及用物 • 嘱患者不要拔出引流管及保持密封状态 • 分类处理用物	4 2 2 2		
总分		100		

五、注意事项

1. 胃肠减压期间禁饮、禁食。当需胃内注射时,注药后夹管并暂停减压 1 h。
2. 保持胃肠减压通畅,定时挤压,防止管道扭曲、受压、脱出。
3. 在胃肠减压期间,应每日为患者做口腔护理 2~3 次。
4. 胃肠减压装置应每日更换 1 次。

(余刘闯)

任务七 T 形引流管的护理

一、实训目标

1. 学会更换 T 形引流管的操作方法。
2. 熟悉 T 形引流管的作用和拔除引流管的注意事项。

二、实训用物

1. 治疗盘内:棉签、碘伏、一次性引流袋、无菌换药碗(内盛无菌纱布 2 块及无菌镊 1 把)、卵圆钳、一次性治疗巾、一次性无菌手套、弯盘胶布。
2. 其他:医疗垃圾桶、生活垃圾桶、速干手消毒剂。

三、操作标准及技术要求

操作目的:防止患者发生胆道逆行感染,保证引流的有效性;观察胆汁的量、颜色、性质。

项目	项目内容	技术要求
素质要求	仪表举止	•仪表大方,举止端庄,态度和蔼,面带微笑
	服装服饰	•服装、鞋帽整洁,发型、着装符合要求
操作准备	环境准备	•清洁通风,无人员走动
	用物准备	•治疗盘内备一次性引流袋、无齿止血钳、弯盘、无菌棉签、消毒液和胶布
	护士准备	•洗手,戴口罩
	核对解释	•双人核对医嘱
		•核对患者床号、姓名、住院号。评估患者,了解患者病情,观察皮肤、巩膜黄染情况,告知目的,取得患者配合

续表

项目	项目内容	技术要求
操作准备	保护隐私	•将备用物放置在治疗车上，推至患者床旁，再次核对，酌情拉隔帘，保护患者隐私
	安置体位	•协助患者取平或左侧卧位，将右侧上肢弯曲、上举并置于头顶部
	暴露伤口	•解开衣扣，挤压T形引流管，观察是否通畅，暴露T形引流管及右腹部，注意保暖，铺治疗巾于引流管口处的下方
	引流伤口与换药	•正确揭除伤口敷料，消毒引流管出口周围皮肤2遍且方向正确，盖上无菌纱布，以胶布粘贴固定
	夹闭引流管	•取卵圆钳夹闭引流管近端 •取一次性引流袋，剪开引流袋外包装，检查引流袋出口是否拧紧，并将引流袋挂于床旁；再次核对，戴手套
	更换引流袋	•取无菌纱布包裹腹壁外T形引流管与引流管连接处，一手捏住引流管，一手捏住引流袋连接处分离，移去旧引流袋 •将引流袋连接管前端向上提起，使引流液全部流入引流袋内，观察引流袋内引流液的颜色、性状、量，并将换下的引流袋放入医疗垃圾桶内 •消毒腹壁外T形引流管连接口周围(从内到外)取无菌纱布包裹 •去除引流袋连接端塑料帽，牢固连接无菌引流袋与T形引流管，妥善固定于床旁，去除卵圆钳 •观察引流是否通畅 •撤去治疗巾，脱手套，再次核对
	注意事项	•协助患者取舒适或半卧位，整理床单位，询问患者需要；保持有效引流，引流管勿打折、勿弯曲，平卧时，引流管应低于腋中线，站立或活动时不可高于腹部引流口平面，防止引流液逆流。告知患者各项保护T形引流管的注意事项
	操作后处理	•处理用物
		•洗手、取口罩
		•记录
综合评价	规范熟练	•操作规范、用力恰当 •操作熟练，在规定时间内完成
	关键环节	•无菌观念意识强

四、评分标准

项目	要求	分值	得分	备注
操作前 (15分)	•评估患者的病情和引流液情况 •向患者解释操作的目的、方法和配合要点，取得其配合 •仪表符合要求 •备一次性引流袋、无齿止血钳、弯盘、无菌棉签、消毒液和胶布	5 5 2 3		

续表

项目	要求	分值	得分	备注
操作中（70 分）	• 携用物至患者床旁，核对并解释	4		
	• 洗手，戴口罩	2		
	• 核对一次性引流装置有效期，检查有无破损、漏气	4		
	• 协助患者取平或左侧卧位	5		
	• 解开衣扣，暴露 T 形引流管，铺治疗巾	5		
	• 正确揭除伤口敷料，消毒引流管出口周围皮肤 2 遍且方向正确，盖上无菌纱布，以胶布粘贴固定	10		
	• 夹闭引流管，检查引流管的固定、密封等情况	10		
	• 再次核对，戴手套	5		
	• 更换引流袋：初次消毒 T 形引流管接口处及近心端后，分离引流接管，移去旧引流袋；再次消毒 T 形引流管外口及近心端后连接无菌引流袋，妥善固定于床旁；观察引流是否通畅	15		
	• 再次核对，脱手套	5		
	• 注意事项	5		
操作后（15 分）	• 整理患者衣服及用物，协助患者躺卧舒适 • 集中处理用物 • 洗手并记录	5 5 5		
总分		100		

五、注意事项

1. 引流装置要妥善固定，连接管不要太短，也不能固定在床上，以免患者翻身、活动时牵拉而脱出。

2. 保持引流通畅，应经常向引流管远端挤捏，避免其受压、折叠、扭曲，注意引流袋要低于切口高度。

3. 术后 5~7 天禁止加压冲洗引流管，以免引流液逆流引起感染；术后 1 周若有阻塞，可用生理盐水加庆大霉素 8 万单位低压冲洗。所有操作均须遵循无菌原则。

4. 引流管周围的皮肤每日用 75%乙醇溶液消毒，更换无菌敷料。

5. 拔管护理：T 形引流管引流一般放置 2 周左右，在患者体温正常、黄疸消退、无腹痛时可考虑拔管。拔管前需做夹管试验，即先试行夹管 1~2 天，若夹管后患者又出现发热、腹痛、黄疸等症状，则说明胆总管下端仍有阻塞，暂时不能拔管；若无异常则可拔管。拔管后引流口有少量胆汁溢出，为暂时现象，可用无菌敷料覆盖，数日后会自行愈合。

（余刘闯）

任务八 外科换药患者的护理

一、实训目标

1. 学会外科换药的操作方法。
2. 学会正确处理不同类型的伤口。

二、实训用物

1. 治疗盘内：换药包 1 个（内有无菌治疗碗 2 只，有齿镊、无齿镊各 1 把，手术剪 1 把），碘伏和盐水（或过氧化氢溶液）棉球若干，无菌纱布若干，胶布、绷带、棉签、治疗巾等；根据需要备引流物或湿敷药物、血管钳、手术刀及探针等。

2. 其他：医疗垃圾桶、生活垃圾桶、速干手消毒剂。

三、操作标准及技术要求

操作目的：为患者更换伤口敷料，保持伤口清洁，预防、控制感染，促进伤口愈合。

项目	项目内容	技术要求
素质要求	仪表举止	•仪表大方，举止端庄
	服装服饰	•衣帽整洁，戴口罩
操作准备	用物准备	•换药包 1 个（内有无菌治疗碗 2 只，有齿镊、无齿镊各 1 把，手术剪 1 把），碘伏和盐水棉球若干，无菌纱布若干，胶布、绷带、棉签、治疗巾等；根据需要备引流物或湿敷药物、血管钳、手术刀及探针等
	环境准备	•清洁、安静、安全、温度适宜，提供遮挡
	护士准备	•衣帽整洁，戴口罩
操作流程	评估解释	•双人核对医嘱
		•核对床号、姓名、住院号。评估患者伤口疼痛及敷料渗液等局部情况，做好解释工作，取得患者配合
		•洗手，戴口罩
		•备齐用物携至床旁，再次核对
		•协助患者取舒适卧位，必要时用屏风进行遮挡 •铺治疗巾于伤口下方，正确暴露伤口，置弯盘于合适位置

续表

项目	项目内容	技术要求
操作流程	去除敷料	•戴手套，打开换药包。揭去胶布，用手取下外层敷料，再用镊子取下内层敷料，用两把镊子操作，一把镊子接触伤口，另一把镊子接触无菌物品 •揭除敷料的方向应与伤口纵轴方向平行；若内层敷料粘贴在伤口上，应用生理盐水将敷料浸湿后揭除，取下敷料放在弯盆内，使沾有脓血的一面向上
	检查伤口	•观察伤口分泌物和肉芽组织生长情况
	消毒皮肤	•用碘伏棉球由内向外消毒伤口周围皮肤，感染伤口由外向内消毒
	缝合伤口处理	•一般缝合伤口在术后 2~3 天更换敷料，用碘伏棉球消毒伤口周围皮肤，用无菌纱布完全覆盖伤口 •若无感染，拆线时再换无菌纱布。若线眼处稍红肿，为缝线反应，应在缝合处涂抹适当的药膏，如红霉素或氯霉素眼膏 •在伤口感染初期给予物理疗法，化脓时应拆除部分缝线进行引流
	脓腔伤口处理	•对脓腔较深者，可选用过氧化氢溶液、碘伏等进行有效的脓腔冲洗，保持引流通畅
	包扎	•取胶布妥善固定，方向与患者肢体或躯体长轴垂直。包扎伤口时注意保持良好的血液循环，不可固定太紧，包扎肢体时从身体远端到近端，促进静脉回流，撤除弯盘和治疗巾，脱手套
	注意事项	•再次核对。协助患者取舒适卧位，整理床单位。询问患者需要。告知患者注意保持伤口敷料干燥，潮湿时应及时给予更换
	操作后处理	•正确处理用物 •洗手，取口罩，记录
综合评价	操作质量	•遵守无菌操作原则
	熟练程度	•操作过程中动作轻柔，熟练，注意保暖
	操作效果	•伤口未感染

四、评分标准

项目	要求	分值	得分	备注
操作前 （15 分）	•服装、鞋帽整洁，仪表大方，举止端庄	5		
	•清洁、安静、安全、温度适宜，提供遮挡	4		
	•用物准备齐全，放置合理	3		
	•患者注意保暖	3		

续表

项目	要求	分值	得分	备注
操作中（69分）	•携用物至患者床旁，核对并解释 •洗手，戴口罩 •再次核对 •取舒适体位 •去除敷料：用手取下外层敷料，再用镊子取下内层敷料，若内层敷料粘贴在伤口上，应用生理盐水将敷料浸湿后揭除 •检查伤口 •消毒皮肤：首先用碘伏棉球由内向外消毒伤口周围皮肤，感染伤口由外向内消毒 •覆盖伤口，包扎固定 •换药后处理：安置好患者，妥善处理污物，洗手后做好换药情况记录 •整理床单位，协助患者取舒适体位，告知其注意事项	5 4 4 4 10 2 10 10 10 10		
操作后（8分）	•用物整理处置符合要求	2		
	•态度认真，操作严谨	4		
	•洗手，记录	2		
评价（8分）	•操作过程中动作轻柔，熟练，注意保暖 •符合无菌操作原则	4 4		
总分		100		

五、注意事项

1. 严格执行无菌操作技术。凡是接触伤口的物品，均须无菌，避免医源性感染或交叉感染。

2. 换药顺序坚持先换清洁伤口，再换污染伤口，最后换感染伤口。特异性感染伤口，如破伤风、气性坏疽等应由专人换药，用过的器械必须单独消毒、灭菌，换下的物品立即焚化。

3. 在操作过程中动作要轻柔、熟练，注意保护健康肉芽组织和上皮，注意为患者保暖。

（余刘闯）

任务九 石膏固定患者的护理

一、实训目标

1. 学会石膏固定的护理操作方法。

2. 熟悉石膏固定的适应证和注意事项。

二、实训用物

根据肢体的长度、周径预订石膏的尺寸及数量；棉垫、一次性治疗巾、普通绷带若干卷、剪刀、石膏刀、一桶 40 ℃的温水。

三、操作标准及技术要求

操作目的：通过限制活动，提供稳定支撑，减轻疼痛和促进愈合，以实现骨骼结构和功能的恢复。

项目	项目内容	技术要求
素质要求	仪表举止	•仪表大方，举止端庄
	服装服饰	•衣帽整洁，戴口罩
操作准备	用物准备	•根据肢体的长度、周径预订石膏的尺寸及数量 •棉垫、一次性治疗巾、普通绷带若干卷、剪刀、一桶 40 ℃的温水
	环境准备	•清洁、安静、安全、温度适宜，提供遮挡
	护士准备	•衣帽整洁、戴口罩
	评估解释	•双人核对医嘱
		•核对床号、姓名、住院号，评估患者的病情和患肢情况 •向患者解释操作的目的、方法和配合要点，取得其配合
	保暖	•洗手，戴口罩，备齐用物至患者床旁，再次核对，必要时关门窗，用屏风遮挡，注意保暖；垫治疗巾
	患肢准备	•对患侧肢体皮肤用肥皂及清水清洁并擦干，若有伤口应提前换药 •协助患者摆好体位，使关节取功能位
	覆盖衬垫	•在石膏固定处皮肤表面覆盖一衬垫，在骨隆突处垫衬软垫
操作流程	浸泡石膏	•将石膏卷平放并完全浸没在盛有 40 ℃的温水桶中，待完全浸透后，两手持石膏卷的两端取出，并向石膏卷中间轻挤，挤出过多的水分
	石膏包扎	•右手握住石膏卷，左手将石膏卷贴着躯体向前推动，从肢体近侧向远侧推动，边推边在绷带上用手掌抚摸，使绷带各层黏合紧密、无缝隙且平滑无褶。每圈绷带盖住上一圈绷带的下 1/3，一般包 5~7 层，注意松紧要适宜
	捏塑整理	•在石膏未定型前，须适当捏塑整理，并加以手掌抚摩，使其表面平滑。四肢石膏绷带应露出手指或足趾
	标记	•包扎完毕，用记号笔在石膏外侧注明打石膏的日期和预拆石膏的日期
	干燥	•石膏一般自然风干，必要时可用烤灯或热风机吹，以促其干涸
	开窗	•在石膏未干前，为便于局部检查、伤口引流或换药，可在相应部位开窗，开的方法是先画出范围，再用石膏刀沿画线向内侧斜切，边切边将切开的石膏向上拉，直到打开。已经开窗的用棉花填塞后包好，或将石膏盖复原后用细带加压包紧，以助软组织向外突出
	注意事项	•撤治疗巾，整理床单位，必要时更换被服
		•协助患者取舒适卧位，注意抬高患者，观察末梢循环，做好相关知识健康教育和指导
	操作后处理	•正确处理用物 •洗手并记录

续表

项目	项目内容	技术要求
综合评价	操作质量	•固定正确
	熟练程度	•操作过程中动作轻柔,熟练,注意保暖
	操作效果	•符合操作规范

四、评分标准

项目	评分标准	分值	得分	备注
操作前 (15分)	•服装、鞋帽整洁,仪表大方,举止端庄 •清洁、安静、安全、温度适宜,提供遮挡	5 5		
	•准备齐全,放置合理	2		
	•协助患者摆好体位	3		
操作中 (70分)	•携用物至患者床旁,核对并解释 •做好保暖等措施 •洗手,戴口罩 •在骨隆突处垫衬软垫 •石膏一般自然风干,必要时可用烤灯或热风机吹 •捏塑整理:在石膏未定型前,须适当捏塑整理,并加以手掌抚摩 •肢体末端显露:利于观察肢端血供、感觉、活动功能等 •石膏外形美观、大方 •标记:包扎完毕,用记号笔在石膏外侧注明打石膏的日期和预拆石膏的日期 •注意事项	5 5 5 10 10 10 10 5 5 5		
操作后 (10分)	•用物整理处置符合要求	4		
	•态度认真,操作严谨	4		
	•洗手,记录	2		
评价 (5分)	•操作过程中动作轻柔,熟练,注意保暖 •符合无菌操作原则	2 3		
总分		100		

五、注意事项

1. 在石膏未干涸前应用手掌平托,以免在石膏绷带上留下压痕。

2. 石膏边缘应修理平整,以免摩擦皮肤。

3. 露出患肢指(趾)端,观察肢体血液循环情况。

4. 若石膏管内肢体局部疼痛,切勿随意在石膏绷带内填塞棉花或使用镇痛剂,应及时查明原因。

5. 保持石膏清洁，如有污染应立即清洁，清洁后立即擦干，避免石膏因受潮而断裂。

（余刘闯）

任务十　牵引固定患者的护理

一、实训目标

1. 学会骨牵引的护理操作方法。
2. 熟悉牵引的适应证和注意事项。

二、实训用物

胶布、纱布绷带、扩张板、苯甲酸酊、预制的肢体牵引带，骨牵引需要的物品包括骨牵引器械包（骨圆针和克氏针、手摇钻、骨锤）、切开包和牵引弓、一次性注射器、利多卡因注射液、一次性治疗巾、碘伏、棉球、无菌换药碗（含棉球、持物镊）。两者均需准备牵引架、牵引绳、滑轮和重锤。

三、操作标准及技术要求

操作目的：使骨折复位或固定。

项目	项目内容	技术要求
素质要求	仪表举止	•仪表大方，举止端庄
	服装服饰	•衣帽整洁，戴口罩
操作准备	用物准备	•胶布、纱布绷带、扩张板、苯甲酸酊、预制的肢体牵引带，骨牵引需要的物品包括骨牵引器械包（骨圆针和克氏针、手摇钻、骨锤）、切开包和牵引弓。两者均需准备牵引架、牵引绳、滑轮和重锤
	环境准备	•清洁、安静、安全、温度适宜，提供遮挡
	护士准备	•衣帽整洁、戴口罩

续表

项目	项目内容	技术要求
操作流程	评估解释	• 双人核对医嘱
		• 核对床号、姓名、住院号，评估患者的病情和患肢情况 • 向患者解释操作的目的、方法和配合要点，取得其配合
		• 备齐用物至患者床旁，再次核对
		• 必要时关门窗，拉窗帘或屏风，注意保暖
	皮牵引	• 摆好体位，使关节取功能位 • 覆盖衬垫：在牵引肢体皮肤表面覆盖一衬垫，在骨隆突处垫衬软垫或棉花 • 安装肢体牵引带，妥善固定
	骨牵引	• 摆好体位，使关节取功能位，垫治疗巾 • 选择进针点并做标记，消毒皮肤 • 用 0.5%~1%利多卡因局部麻醉 • 用手术钻钻穿骨质，从对侧皮肤刺出，然后装上引弓 • 牵引针的两端套上有胶皮盖的小瓶 • 牵引弓上拴上牵引绳 • 设置对抗牵引：将床头或床尾抬高 15~30 cm，利用体重形成对抗牵引 • 调节牵引重量 • 保持有效牵引：牵引绳与被牵引肢体长轴应呈一条直线，牵引绳不能脱离滑轮，重量不可随意增减，不可随意中断牵引，不可在牵引绳上搁置任何物品
	观察血运	• 观察患肢有无血运障碍
	操作后处理	• 整理床单位，协助患者取舒适体位，告知其注意事项 • 正确处理用物 • 洗手并记录
综合评价	操作质量	• 牵引有效
	熟练程度	• 操作过程中动作轻柔，熟练，注意保暖
	操作效果	• 符合操作规范

四、评分标准

项目	要求	分值	得分	备注
操作前 （10 分）	• 服装、鞋帽整洁，仪表大方，举止端庄 • 清洁、安静、安全、温度适宜，提供遮挡	5 3		
	• 准备齐全，放置合理	2		

续表

项目	要求	分值	得分	备注
操作中（70 分）	• 双人核对医嘱，向患者解释操作的目的、方法和配合要点，取得其配合，携用物到床旁 • 再次核对患者信息	6 3		
	皮牵引： • 摆好体位，使关节取功能位 • 覆盖衬垫：在骨隆突处垫衬软垫或棉花 • 粘贴胶布：按与肢体纵轴一致的走向贴好胶布 • 绷带包扎：胶布外用绷带缠绕	 5 5 5 5		
	骨牵引： • 摆好体位，使关节取功能位 • 选择进针点并做标记，消毒皮肤 • 用 0.5%~1%利多卡因局部麻醉 • 装上引弓 • 牵引针的两端套上有胶皮盖的小瓶 • 设置对抗牵引：将床头或床尾抬高 15~30 cm • 调节牵引重量 • 保持有效牵引：牵引绳与被牵引肢体长轴应呈一条直线	 3 2 6 3 2 5 8 6		
	• 观察血运：观察患肢有无血运障碍	2		
	• 整理床单位，协助患者取舒适体位，告知其注意事项	4		
操作后（10 分）	• 用物整理处置符合要求	4		
	• 态度认真，操作严谨	4		
	• 洗手，记录	2		
评价（10 分）	• 操作过程中动作轻柔，熟练，注意保暖。 • 保持石膏干燥	5 5		
总分		100		

五、注意事项

1. 皮肤有破损及肌肉力量强大有力者禁忌皮肤牵引。

2. 牵引处有炎症或开放性创伤严重者，局部骨骼有病变或严重骨质疏松者禁忌骨牵引。

3. 协助患者取合理体位，保持有效牵引。抬高床尾 15~30 cm，嘱患者伸直躯干，放正骨盆；牵引绳长短要适宜，保持悬空不受压，不脱离滑轮的滑槽；牵引重量不可随意增减，重锤不能触地或中途受阻；不可随意放松牵引绳，避免被盖压住牵引绳；避免牵引的肢体远端抵住床栏，保持牵引绳与骨的长轴呈一条直线。

4. 避免牵引过度，牵引重量应适度，每日测量肢体的长度。

5. 保持牵引针孔清洁，每日用 75%乙醇溶液消毒 1 次。对牵引针孔给予保护。

6. 指导患者合理进行功能锻炼。

（余刘闯）

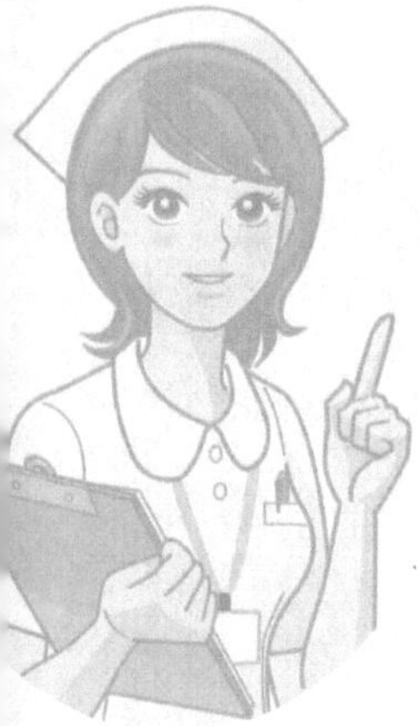

模块四

妇产科护理

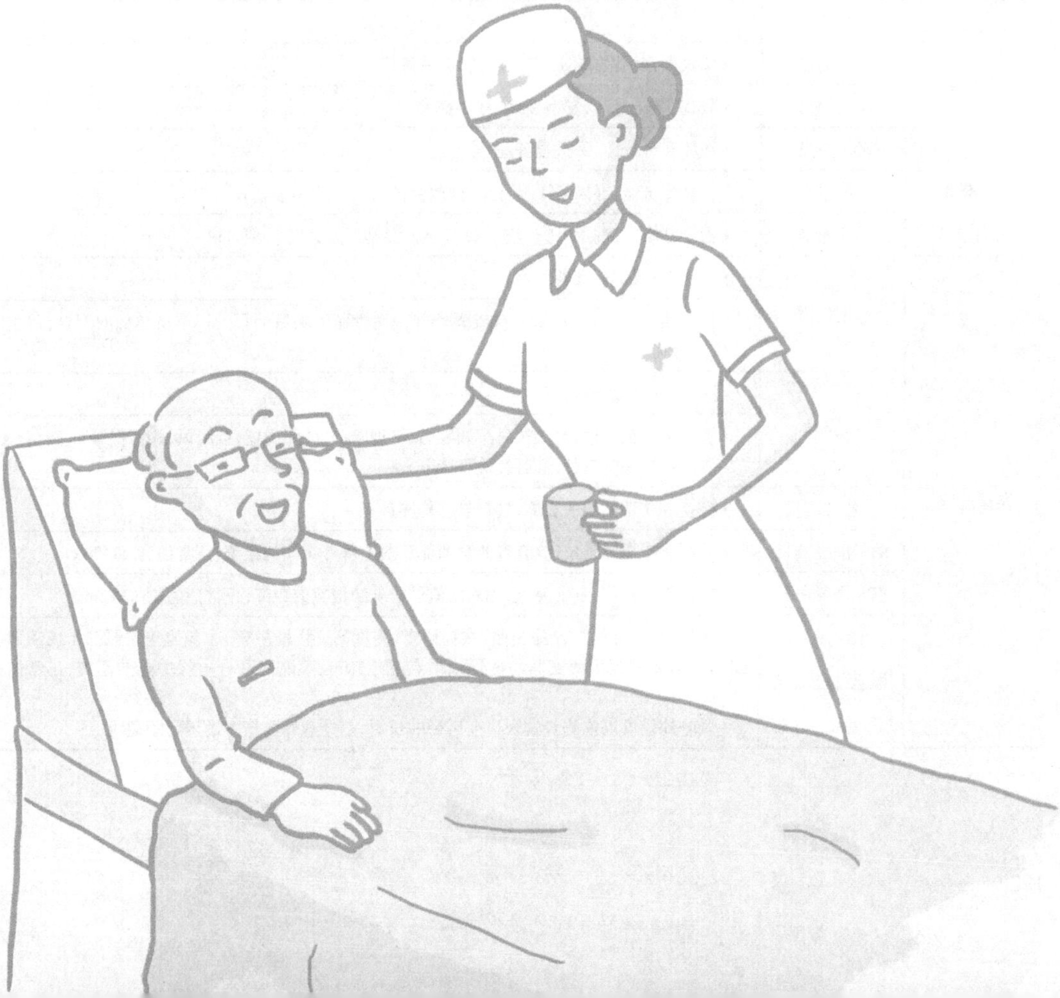

任务一　骨盆外测量技术

一、实训目标

1. 能独立完成骨盆外测量的物品及孕妇的准备工作。
2. 能正确测量各径线。

二、实训用物

骨盆模型、孕妇模型、骨盆测量器、屏风。

三、操作标准及技术要求

操作目的：了解骨盆的大小及其形状，初步判断胎儿能否通过产道。

项目	项目内容	技术要求
素质要求	仪表态度	•仪表大方，举止端庄，态度和蔼，面带微笑
	服装服饰	•服装、鞋帽整洁，发型、着装符合要求
操作准备	环境准备	•环境安全舒适，保护患者隐私
	用物准备	•骨盆测量器、屏风等用物齐全，摆放合理
	护士准备	•指甲已修剪，洗手（七步洗手法）（从此步骤开始计时）、戴口罩
操作流程	核对解释	•双人核对医嘱，准备用物
		•核对孕妇身份信息，做到准确无误并说明骨盆外测量的目的以取得孕妇的配合，嘱孕妇排空膀胱
	评估孕妇	•洗手，戴口罩，温暖双手
		•携带用物至床边，再次核对孕妇姓名，清理陪护，关闭门窗，挡屏风，注意保暖 •协助孕妇松解裤带，仰卧在检查床上
	骨盆外测量	•检查者立于孕妇的右侧，进行骨盆外测量
	髂棘间径测量	•孕妇取伸腿仰卧位，检查者测量两侧髂前上棘外缘间的距离，正常值为 23~26 cm
	髂嵴间径测量	•孕妇取仰卧位，双腿伸直，测量两侧髂嵴外缘最宽的距离，正常值为 25~28 cm
	骶耻外径测量	•孕妇取左侧卧位，左腿屈曲，右腿伸直，测量第五腰椎棘突下（相当于腰骶部米氏菱形窝的上角或相当于两侧髂嵴后连线中点下 1.5 cm）至耻骨联合上缘中点的距离，正常值 18~20 cm •骶耻外径可以推测骨盆入口前后径的长短，是骨盆外测量中最重要的径线

续表

项目	项目内容	技术要求
操作流程	坐骨结节间径测量	•测量此径线时，孕妇取仰卧位，两腿屈曲，双手抱膝。用测量器测量两侧坐骨结节内缘间的距离，正常值为 8.5~9.5 cm，平均 9 cm •也可用成人手拳法，如能容纳成人拳头，也认为正常
	耻骨弓角度测量	•孕妇取膀胱截石位，检查者用两拇指尖斜着对拢，放在两耻骨降支的上面，测量两拇指间的角度，正常为 90° •此角度可以反映骨盆出口横径的宽度
	整理	•协助孕妇下检查床并整理衣裤，询问有无需要
		•处理用物
	记录	•洗手，记录，分析各径线值是否正常
		•报告操作完毕（计时结束）
综合评价	规范熟练	•操作熟练，流程合理，动作轻柔，在规定时间内完成
	关键环节	•保护患者隐私及安全，观察并询问患者反应，与患者沟通，体现人文关怀

四、评分标准

项目		要求	分值	得分	备注
素质要求（10 分）		•仪表大方，举止端庄，态度和蔼，面带微笑 •服装、鞋帽整洁，发型、着装符合要求	5 5		
操作准备（10 分）	环境	•环境安全舒适，保护患者隐私	3		
	用物	•骨盆测量器、屏风等用物齐全 •摆放合理	2 1		
	护士	•衣帽整洁、指甲已修剪、洗手、戴口罩	4		
操作流程（70 分）	核对解释	•核对孕妇，做到准确无误，并说明骨盆外测量的目的，以取得孕妇的配合，嘱孕妇排空膀胱	5		
	评估孕妇	•携带用物至床边，再次核对孕妇姓名，清理陪护，关闭门窗，挡屏风 •协助孕妇松解裤带，仰卧在检查床上 •操作者位于孕妇右侧，保护孕妇无安全隐患	5 5 5		
	测量	•髂棘间径 •髂嵴间径 •骶耻外径 •坐骨结节间径 •耻骨弓角度	10 10 10 10 10		
操作后（10 分）	整理	•协助孕妇下检查床 •协助整理孕妇衣裤 •整理用物	1 1 1		
	洗手记录	•洗手，记录	2		
	提问	目的及各条径线的测量方法	5		

续表

项目		要求	分值	得分	备注
评价	操作流程	•用物缺一项或不符合要求，扣 1 分 •仪表、服务态度一项不符合要求，扣 2 分 •沟通指导一项不到位，扣 2 分 •操作程序颠倒一处，扣 1 分 •操作程序错误或遗漏一处，扣 2 分 •操作中不注意保护孕妇（保暖、安全或隐私），扣 5 分 •违反操作原则，扣 5 分 •严重违反操作原则，扣 10 分以上			
总分			100		

五、注意事项

1. 检查前保证室内温暖，整洁。
2. 注意保护孕妇隐私。
3. 操作者操作前温暖自己的双手，动作轻柔，寻找骨性标志物要准确无误。
4. 操作时间不宜过久，避免出现仰卧位低血压。

（李宏霞）

任务二　腹部四步触诊技术

一、实训目标

1. 能独立完成腹部四步触诊的准备工作。
2. 能独立进行四步触诊，操作方法正确，动作规范。

二、实训用物

产科检查床、孕腹模型、屏风，治疗盘内放指甲剪、速干手消毒剂、弯盘。

三、操作标准及技术要求

操作目的：检查子宫大小是否与孕周相符；判断胎产式、胎先露、胎方位以及先露是否衔接；估计胎儿的大小和羊水量的多少。

项目	项目内容	技术要求
素质要求	仪表态度	•仪表大方,举止端庄,态度和蔼,面带微笑
	服装服饰	•服装、鞋帽整洁,发型、着装符合要求
操作准备	环境准备	•环境整洁舒适,室温适宜,有屏风遮挡
	用物准备	•用物齐全,摆放合理
	护士准备	•指甲已修剪,洗手(七步洗手法)(从此步骤开始计时)、戴口罩
操作流程	核对解释	•双人核对医嘱,准备用物
		•核对孕妇,做到准确无误,评估孕妇的身体状况,核对孕周,向孕妇说明四步触诊的目的和步骤,取得孕妇的理解和配合,嘱孕妇排空膀胱
	评估孕妇	•洗手,戴口罩,温暖双手
		•携带用物至床边 •再次核对孕妇姓名,清理陪护,关闭门窗,挡屏风,注意保暖
	准备体位	•协助孕妇仰卧于检查床上,头部稍抬高,双腿屈曲分开,放松腹肌,充分暴露腹部
	四步触诊	•在做前3步检查时,检查者面向孕妇头端,第4步时,检查者面向孕妇足端进行四步触诊,动作轻柔,注意产妇主诉 •第一步:检查者双手置于子宫底部,触摸并测宫底高度,估计胎儿大小是否与月份相符。判断宫底部的胎儿部分,到底是胎头还是胎臀,如为胎头,则硬而圆有浮球感,如是胎臀,则软而宽,形状不规则 •第二步:检查者将双手分置腹部两侧,一手固定,一手深按检查,双手交替,仔细分辨胎背及四肢的位置。平坦饱满者为胎背,可变形、高低不平的部分是胎肢 •第三步:检查者右手置于耻骨联合上方,拇指与其余4指分开,轻轻深触,握住先露部,进一步查清先露到底是胎头或胎臀,并推动以确定先露是否衔接。如已衔接,则胎先露部不能被推动,如先露部仍高浮,则表示尚未衔接 •第四步:检查者面向孕妇足端,双手分别置于先露部的两侧,向骨盆入口方向深按,再次核实先露部的诊断是否正确,并确定先露部入盆的程度
	整理	•检查完毕协助孕妇穿好衣物,并取舒适卧位 •检查结果告知孕妇 •整理、归还用物
	洗手记录	•洗手,记录 •报告操作完毕(计时结束)
综合评价	规范熟练	•操作熟练,流程合理,动作轻柔,在规定时间内完成
	关键环节	•保护患者隐私及安全,观察并询问患者反应,与患者沟通,体现人文关怀

四、评分标准

项目	要求	分值	得分	备注
素质要求 (10分)	•仪表大方,举止端庄,态度和蔼,面带微笑 •服装、鞋帽整洁,发型、着装符合要求	5 5		

续表

项目		要求	分值	得分	备注
操作准备 （10分）	环境	•环境整洁舒适，室温适宜，有屏风遮挡	3		
	用物	•用物齐全，摆放合理	3		
	护士	•指甲已修剪，洗手（七步洗手法）（从此步骤开始计时）、戴口罩	4		
操作流程 （70分）	核对解释	•核对孕妇，做到准确无误，向孕妇说明四步触诊的目的和步骤，取得孕妇的理解和配合，嘱孕妇排空膀胱，指导孕妇放松	5		
	评估孕妇	•操作者衣帽整洁，修剪指甲、洗手、戴口罩后携带用物至床边 •再次核对孕妇姓名，清理陪护，关闭门窗，遮挡屏风 •评估孕妇的身体状况，核对孕周	5 5 5		
	准备体位	•协助孕妇仰卧于检查床上，头部稍抬高，双腿屈曲分开，放松腹肌，充分暴露腹部	5		
	四步触诊	•在做前3步检查时，检查者面向孕妇头端，第四步时，检查者面向孕妇足端进行四步触诊 •第一步：检查者双手置于子宫底部，触摸并测宫底高度，估计胎儿大小是否与月份相符。判断宫底部的胎儿部分，到底是胎头还是胎臀，如为胎头，则硬而圆有浮球感，如是胎臀，则软而宽，形状不规则 •第二步：检查者将双手分置腹部两侧，一手固定，一手深按检查，双手交替，仔细分辨胎背及四肢的位置。平坦饱满者为胎背，可变形、高低不平的部分是胎肢 •第三步：检查者右手置于耻骨联合上方，拇指与其余4指分开，轻轻深触，握住先露部，进一步查清先露到底是胎头或胎臀，并推动以确定先露是否衔接。如已衔接，则胎先露部不能被推动，如先露部仍高浮，则表示尚未衔接 •第四步：检查者面向孕妇足端，双手分别置于先露部的两侧，向骨盆入口方向深按，再次核实先露部的诊断是否正确，并确定先露部入盆的程度	5 10 10 10 10		
操作后 （10分）	整理	•检查完毕协助孕妇穿好衣物，并取舒适卧位 •检查结果告知孕妇 •整理、归还用物	1 1 1		
	洗手记录	•洗手，记录 •报告操作完毕（计时结束）	1 1		
	提问	•目的及注意事项	5		
评价	操作流程	•用物缺一项或不符合要求，扣1分 •仪表、服务态度一项不符合要求，扣2分 •沟通指导一项不到位，扣2分 •操作程序颠倒一处，扣1分 •操作程序错误或遗漏一处，扣2分 •检查动作粗暴，扣2分，被检者卧位不准确，扣2分 •操作中不注意保护孕妇（保暖、安全或隐私），扣5分 •违反操作原则，扣5分 •严重违反操作原则，扣10分以上			
总分			100		

五、注意事项

1. 检查时注意保暖，注意保护被检者的隐私。
2. 检查前与孕妇有效沟通，缓解紧张情绪。
3. 检查者如为男性护士，应有孕妇家属或其他女性陪同。
4. 检查时如有宫缩应暂停检查。
5. 检查时尽可能动作轻柔。

（李宏霞）

任务三　胎心听诊技术

一、实训目标

1. 能够准确选择不同胎位胎心的听诊部位。
2. 能够正确计数胎心。

二、实训用物

产科检查床、孕腹模型、屏风、治疗盘内放置胎心多普勒或胎心听筒、医用耦合剂、手表、消毒卫生纸、弯盘。

三、操作标准及技术要求

操作目的：胎心率是否正常；确定胎儿在子宫内的生存状态。

项目	项目内容	技术要求
素质要求	仪表态度	•仪表大方，举止端庄，态度和蔼，面带微笑
	服装服饰	•服装、鞋帽整洁，发型、着装符合要求
操作准备	环境准备	•环境安静，整洁舒适，室温适宜，有屏风遮挡
	用物准备	•用物齐全，摆放合理
	护士准备	•指甲已修剪，洗手（七步洗手法）（从此步骤开始计时）、戴口罩

续表

项目	项目内容	技术要求
操作流程	核对解释	•双人核对医嘱，准备用物
		•核对孕妇，做到准确无误，评估孕妇腹部皮肤情况状况，核对孕周，向孕妇说明听诊胎心音的目的和方法，取得孕妇的理解和配合，嘱孕妇排空膀胱
	评估孕妇	•洗手，戴口罩，温暖双手
		•携带用物至床边 •再次核对孕妇身份信息，清理陪护，关闭门窗，遮挡屏风， •孕妇取仰卧位，暴露腹部皮肤，按照四步触诊法评估孕妇孕周、胎方位，进而判断胎背的位置
	胎心听诊	•妊娠24周以前，胎心音多在脐下正中或稍偏左或右听到，妊娠24周以后，胎心音多在胎儿背侧最清楚。枕先露胎心音在脐下右或左侧；臀先露胎心音在脐上右或左侧；肩先露胎心音在脐部下方最清楚 •取听诊器或木制听筒放在腹壁脐下正中或稍偏左或右处，轻轻按压，听诊1分钟；或者涂医用耦合剂于孕妇腹部（胎背的位置）皮肤上、胎心多普勒探头上，打开胎心多普勒的电源开关，将听诊器探头（听筒）放在胎背处听诊，听到似钟表"滴答"双音后，计数1分钟 •听诊时注意胎心的频率、节律、强弱，注意与腹主动脉音、子宫杂音、脐带杂音相鉴别 •告诉孕妇胎心音的正常范围及所测结果 •用消毒卫生纸擦去孕妇腹部及探头上的医用耦合剂 •协助孕妇穿衣，恢复舒适体位 •告知孕妇自我监测胎动的重要性，教会孕妇自我监测胎动的方法
	整理	•清理、归还用物
	洗手记录	•七步洗手法，记录胎心的数值及听诊胎心的时间 •报告操作完毕（计时结束）
综合评价	规范熟练	•操作熟练，流程合理，动作轻柔，在规定时间内完成
	关键环节	•保护患者隐私及安全，观察并询问患者反应，与患者沟通，体现人文关怀

四、评分标准

项目		要求	分值	得分	备注
素质要求（10分）		•仪表大方，举止端庄，态度和蔼，面带微笑 •服装、鞋帽整洁，发型、着装符合要求	5 5		
操作准备（10分）	环境	•环境安静，整洁舒适，室温适宜，有屏风遮挡	3		
	用物	•用物齐全，摆放合理	3		
	护士	•指甲已修剪，洗手（七步洗手法）（从此步骤开始计时）、戴口罩	4		

续表

项目		要求	分值	得分	备注
操作流程（70分）	核对解释	• 核对孕妇，做到准确无误，向孕妇说明听诊胎心音的目的和方法，取得孕妇的理解和配合，嘱孕妇排空膀胱	5		
	评估孕妇	• 操作者衣帽整洁，修剪指甲、洗手、戴口罩后携带用物至床边 • 再次核对孕妇姓名，清理陪护，关闭门窗，遮挡屏风 • 评估孕妇腹部皮肤情况状况，核对孕周 • 孕妇排尿后取仰卧位，暴露腹部皮肤，按照四步触诊法评估孕妇孕周、胎方位，进而判断胎背的位置 • 妊娠24周以前，胎心音多在脐下正中或稍偏左或右听到，妊娠24周以后，胎心音多在胎儿背侧最清楚。枕先露胎心音在脐下右或左侧；臀先露胎心音在脐上右或左侧；肩先露胎心音在脐部下方最清楚	2 3 5 10 10		
	胎心听诊	• 取听诊器或木制听筒放在腹壁脐下正中或稍偏左或右处，轻轻按压，听诊1分钟；或者涂医用耦合剂于孕妇腹部（胎背的位置）皮肤上，打开胎心多普勒的电源开关，将听诊探头（听筒）放在胎背处听诊，听到似钟表“滴答”双音后，计数1分钟 • 告诉孕妇胎心音的正常范围及所测结果 • 用消毒卫生纸擦去孕妇腹部及探头上的医用耦合剂 • 协助孕妇穿衣，恢复舒适体位 • 告知孕妇自我监测胎动的重要性，教会孕妇自我监测胎动的方法	10 5 5 5 10		
操作后（10分）	整理	• 整理、归还用物	2		
	洗手	• 七步洗手法 • 报告操作完毕（计时结束）	1 1		
	提问	• 目的及注意事项、指导内容	6		
评价	操作流程	• 用物缺一项或不符合要求，扣1分 • 仪表、服务态度一项不符合要求，扣2分 • 沟通指导一项不到位，扣2分 • 操作程序颠倒一处，扣1分 • 操作程序错误或遗漏一处，扣2分 • 检查动作粗暴，扣2分，被检者卧位不准确，扣2分 • 操作中不注意保护孕妇（保暖、安全或隐私），扣5分 • 违反操作原则，扣5分 • 严重违反操作原则，扣10分以上			
总分			100		

五、注意事项

1. 保持适当室温及环境安静。
2. 听诊胎心音应在宫缩间歇期进行。
3. 听诊胎心音时应注意与腹主动脉音、子宫杂音、脐带杂音相鉴别。
4. 胎心音少于120/min或者大于160/min，应当立即触诊孕妇脉搏作对比鉴别，必要时吸氧，左侧卧位，进行胎心监护，通知医生。

（兰青）

任务四　会阴擦洗技术

一、实训目标

1. 能够说出会阴擦洗的目的。
2. 能够按照正确的方法和顺序进行会阴擦洗，促进伤口愈合，防止感染。

二、实训用物

产科检查床、会阴部模型、屏风、治疗车、浴巾。

治疗车上层放置无菌弯盘或治疗碗 2 个，无菌卵圆钳或无菌镊子 2 把，无菌纱布罐，消毒棉球，碘伏，一次性治疗巾，一次性手套，速干手消毒剂；治疗车下层放置生活垃圾桶、医疗垃圾桶、便器。

三、操作标准及技术要求

操作目的：保持会阴及肛门部清洁；促进患者舒适和会阴伤口愈合；防止生殖系统、泌尿系统逆行感染。

项目	项目内容	技术要求
素质要求	仪表态度	•仪表大方，举止端庄，态度和蔼，面带微笑
	服装服饰	•服装、鞋帽整洁，发型、着装符合要求
操作准备	环境准备	•环境整洁舒适，室温适宜，有屏风遮挡
	用物准备	•用物齐全，摆放合理
	护士准备	•指甲已修剪，洗手（七步洗手法）（从此步骤开始计时）、戴口罩
操作流程	核对解释	•双人核对医嘱，准备用物 •核对患者信息，做到准确无误，评估患者，向患者说明会阴擦洗的目的和方法，取得患者的理解和配合 •协助排空膀胱，清洗外阴

续表

项目	项目内容	技术要求
操作流程	患者准备	•洗手，戴口罩，携带用物至床边 •再次核对患者姓名，清理陪护，关闭门窗，遮挡屏风，注意保暖 •协助患者取屈膝仰卧体位，松开床尾盖被，协助患者脱去对侧裤腿盖于近侧腿上，并盖上浴巾，用盖被遮盖对侧腿
	会阴擦洗	•铺一次性治疗巾于臀下，将弯盘放于会阴处，将消毒棉球放于治疗碗内，倒入碘伏溶液充分浸润；操作者戴手套，左手用镊子从治疗碗内取出消毒棉球，右手持另一镊子擦洗 •清洁：从上至下，由外向内（阴阜→大腿内侧上 1/3 →腹股沟→大阴唇→小阴唇→尿道口、阴道口→会阴体→肛周及肛门），初步擦净会阴分泌物和血迹 •消毒：从上至下，由内向外（尿道口、阴道口→小阴唇→大阴唇→腹股沟→阴阜→大腿内侧上 1/3 →会阴体→肛周及肛门），每擦洗一个部位更换一个棉球，直至擦洗干净。擦洗时应注意最后擦洗肛周和肛门 （1）留置尿管者以一手分开小阴唇，依次擦洗：尿道口→尿管→小阴唇→大阴唇→腹股沟→阴阜→大腿内侧上 1/3 会阴体→肛周及肛门 （2）会阴有伤口者以伤口为中心向外擦洗：伤口→伤口上侧→伤口下侧→尿道口→小阴唇→大阴唇→腹股沟→阴阜→大腿内侧上 1/3 会阴体→肛周及肛门，将镊子放入弯盘内，更换另一镊子再次擦洗伤口→伤口上侧→伤口下侧，酌情取 95%乙醇或 50%硫酸镁纱布湿敷伤口 15~20 min •根据患者情况增加擦洗次数，直至擦净，最后用干纱布擦干 •撤去一次性治疗巾，脱手套。整理床单元，协助患者取舒适体位 •做好相关知识健康教育，向患者说明每次排便后均应进行会阴擦洗，以预防感染
	整理	•清理用物，分类处理
	洗手记录	•洗手，护理记录 •报告操作完毕（计时结束）
综合评价	规范熟练	•操作熟练，流程合理，动作轻柔，在规定时间内完成
	关键环节	•保护患者隐私及安全，观察并询问患者反应，与患者沟通，体现人文关怀

四、评分标准

项目		要求	分值	得分	备注
素质要求（10 分）		•仪表大方，举止端庄，态度和蔼，面带微笑 •服装、鞋帽整洁，发型、着装符合要求	5 5		
操作准备（10 分）	环境	•环境整洁舒适，室温适宜，有屏风遮挡	3		
	用物	•用物齐全，摆放合理	3		
	护士	•指甲已修剪，洗手（七步洗手法）（从此步骤开始计时）、戴口罩	4		

续表

项目		要求	分值	得分	备注
操作流程（70分）	核对解释	•核对医嘱及患者信息，做到准确无误，评估患者，向患者说明会阴擦洗的目的和方法，取得患者的理解和配合 •协助排空膀胱，清洗外阴	3 2		
	患者准备	•洗手，戴口罩，携带用物至床边 •再次核对患者姓名，清理陪护，关闭门窗，挡屏风，注意保暖 •协助患者取屈膝仰卧体位，松开床尾盖被，协助患者脱去对侧裤腿盖于近侧腿上，并盖上浴巾，用盖被遮盖对侧腿	2 3 5		
	会阴擦洗	•铺一次性治疗巾于臀下，将弯盘放于会阴处，将消毒棉球放于治疗碗内，倒入碘伏充分浸润，操作者戴手套，左手用镊子从治疗碗内取出消毒棉球，右手持另一镊子擦洗 •清洁：从上至下，由外向内（阴阜→大腿内侧上1/3→腹股沟→大阴唇→小阴唇→尿道口、阴道口→会阴体→肛周及肛门），初步擦净会阴分泌物和血迹 •消毒：从上至下，由内向外（尿道口、阴道口→小阴唇→大阴唇→腹股沟→阴阜→大腿内侧上1/3→会阴体→肛周及肛门），每擦洗一个部位更换一个棉球，直至擦洗干净。擦洗时应注意最后擦洗肛周和肛门 （1）若留置尿管者，以一手分开小阴唇，依次擦洗尿道口→尿管→小阴唇→大阴唇→腹股沟→阴阜→大腿内侧上1/3会阴体→肛周及肛门 （2）若会阴有伤口者，以伤口为中心向外擦洗：伤口→伤口上侧→伤口下侧→尿道口→小阴唇→大阴唇→腹股沟→阴阜→大腿内侧上1/3会阴体→肛周及肛门，将镊子放入弯盘内，更换另一镊子再次擦洗伤口→伤口上侧→伤口下侧，酌情取95%乙醇或50%硫酸镁纱布湿敷伤口15~20 min； •根据患者情况增加擦洗次数，直至擦净，最后用干纱布擦干 •撤去一次性垫单，整理床单元，协助患者取舒适体位 •做好相关知识健康教育，向患者说明每次排便后均应进行会阴擦洗，以预防感染	10 15 15 5 5 5		
操作后（10分）	整理	•清理用物，分类处理	2		
	洗手	•洗手，记录 •报告操作完毕（计时结束）	1 1		
	提问	•目的及注意事项、指导内容	6		
评价	操作流程	•用物缺一项或不符合要求，扣1分 •仪表、服务态度一项不符合要求，扣2分 •沟通指导一项不到位，扣2分 •操作程序颠倒一处，扣1分 •操作程序错误或遗漏一处，扣2分 •检查动作粗暴，扣2分，被检者卧位不准确，扣2分 •操作中不注意保护患者（保暖、安全或隐私），扣5分 •违反操作原则，扣5分 •严重违反操作原则，扣10分以上			
总分			100		

五、注意事项

1. 注意所用物品必须经过消毒，严格遵守无菌操作。
2. 操作时室内的温度不可过低，避免患者受凉。
3. 进行外阴擦洗或冲洗时防止污水流入阴道，用无菌纱球堵住阴道口。
4. 外阴擦洗和冲洗必须按照正确顺序进行。
5. 有导尿管者，应将尿道口周围反复擦洗干净，并注意导尿管是否通畅，避免打结或脱落。
6. 产后及会阴部手术患者，每次排便后均应擦洗会阴，以防感染。

（兰青）

任务五　会阴湿热敷技术

一、实训目标

1. 能向患者熟练解释会阴湿热敷的目的。
2. 能独立完成会阴湿热敷的物品准备工作。
3. 能按操作程序独立完成会阴湿热敷的技术操作。

二、实训用物

产科检查床、会阴部模型、屏风。

治疗车上层放置治疗盘内放无菌治疗碗 2 个（1 个内盛碘伏棉球）、棉垫 2 块、无菌镊子 2 把、一次性治疗巾、一次性手套、凡士林油纱布、棉签。

治疗车下层放置有盖搪瓷罐，内装沸水纱布或煮沸的 50%硫酸镁、热水袋、水温计。

三、操作标准及技术要求

操作目的：热敷促进局部血液循环，增强白细胞的吞噬作用和组织活力；有助于局限脓肿，刺激局部组织的生长和修复；用于会阴水肿、血肿、切口硬结及早期感染的产妇。

项目	项目内容	技术要求
素质要求	仪表态度	•仪表大方，举止端庄，态度和蔼，面带微笑
	服装服饰	•服装、鞋帽整洁，发型、着装符合要求

续表

项目	项目内容	技术要求
操作准备	环境准备	•环境整洁舒适，室温适宜，有屏风遮挡
	用物准备	•用物齐全，摆放合理
	护士准备	•指甲已修剪，洗手(七步洗手法)(从此步骤开始计时)、戴口罩
操作流程	核对解释	•双人核对医嘱，准备用物
		•核对患者，做到准确无误，评估患者会阴皮肤情况，向患者说明会阴湿热敷的目的和方法，取得患者的理解和配合，指导患者放松
	患者准备	•洗手、戴口罩后携带用物至床边 •再次核对患者信息，清理陪护，关闭门窗，遮挡屏风，注意保暖 •根据湿热敷部位协助患者选择合适的体位，并暴露皮肤
	会阴湿热敷	•操作者戴手套，将一次性治疗巾垫于热敷部位下 •行会阴擦洗，保持会阴部清洁 •用棉签蘸凡士林，均匀涂于治疗部位，再用无菌镊子夹取无菌纱布覆盖在治疗部位上，再轻轻敷上热敷溶液中的温纱布，为防止散热，外面盖上棉垫，3~5 min 更换热敷垫一次，为延长更换敷料时间，可用热水袋放在棉垫外。若患者会阴水肿，可选择 95%乙醇溶液湿敷 •热敷完毕，移去敷布，观察热敷部位皮肤，用纱布拭净凡士林 •撤去一次性治疗巾，脱手套 •整理床单位，协助患者取舒适体位，进行相关知识宣教
	整理	•清理用物，分类处理
	洗手记录	•洗手，护理记录 •报告操作完毕(计时结束)
综合评价	规范熟练	•操作熟练，流程合理，动作轻柔，在规定时间内完成
	关键环节	•保护患者隐私及安全，观察并询问患者反应，与患者沟通，体现人文关怀

四、评分标准

项目		要求	分值	得分	备注
素质要求(10分)		•仪表大方，举止端庄，态度和蔼，面带微笑 •服装、鞋帽整洁，发型、着装符合要求	5 5		
操作准备(10分)	环境	•环境整洁舒适，室温适宜，有屏风遮挡	3		
	用物	•用物齐全，摆放合理	3		
	护士	•指甲已修剪，洗手(七步洗手法)(从此步骤开始计时)、戴口罩	4		

续表

项目		要求	分值	得分	备注
操作流程（70分）	核对解释	•核对医嘱及患者，做到准确无误，向患者说明会阴湿热敷的目的和方法，取得患者的理解和配合，指导患者放松	5		
	患者准备	•操作者衣帽整洁，修剪指甲、洗手、戴口罩后携带用物至床边 •再次核对患者姓名，清理陪护，关闭门窗，遮挡屏风 •根据湿热敷部位协助患者选择合适的体位，并暴露皮肤	2 3 5		
	会阴湿热敷	•戴手套，铺一次性垫单于热敷部位下，行会阴擦洗 •用棉签蘸凡士林，均匀涂于治疗部位 •再用无菌镊子夹取无菌纱布覆盖在治疗部位上 •再轻轻敷上热敷溶液中的温纱布 •为防止散热，外面盖上棉垫 •3~5 min 更换热敷垫一次，为延长更换敷料时间，可用热水袋放在棉垫外 •若患者会阴水肿，可选择95%乙醇溶液湿敷 •热敷完毕，移去敷布，观察热敷部位皮肤，用纱布拭净凡士林 •撤去一次性垫单，整理床单位，协助患者取舒适体位	5 5 5 5 5 10 5 10 5		
操作后（10分）	整理	•清理用物，分类处理	2		
	洗手	•洗手，记录 •报告操作完毕（计时结束）	1 1		
	提问	•目的及注意事项、指导内容	6		
评价	操作流程	•用物缺一项或不符合要求，扣1分 •仪表、服务态度一项不符合要求，扣2分 •沟通指导一项不到位，扣2分 •操作程序颠倒，一处扣1分 •操作程序错误或遗漏，一处扣2分 •检查动作粗暴，扣2分，被检者卧位不准确，扣2分 •操作中不注意保护孕妇（保暖、安全或隐私），扣5分 •违反操作原则，扣5分 •严重违反操作原则，扣10分以上			
总分			100		

五、注意事项

1. 操作过程中，应严格遵守无菌操作原则，防止发生感染。

2. 会阴湿热敷的温度一般为41~48 ℃，不宜过高，以免烫伤，对休克、虚脱、昏迷及术后感觉不灵敏的患者尤应警惕。

3. 每次会阴湿热敷的面积为病灶范围的2倍。

4. 热敷过程中注意观察皮肤颜色，防止烫伤。

（贾雨玲）

任务六　会阴红外线照射

一、实训目标

1. 能独立完成会阴红外线照射的物品准备。
2. 能按操作程序独立完成会阴红外线照射的操作。

二、实训用物

产科检查床、会阴部模型、红外线烤灯 1 个、棉垫 1 块、一次性治疗巾 1 块、腿套 1 副、必要时备屏风。

三、操作标准及技术要求

操作目的：利用红外线的热作用，使局部血管扩张、血液循环加快，加速炎症产物的吸收和消散；降低神经末梢的兴奋性，减轻局部疼痛。

项目	项目内容	技术要求
素质要求	仪表态度	•仪表大方，举止端庄，态度和蔼，面带微笑
	服装服饰	•服装、鞋帽整洁，发型、着装符合要求
操作准备	环境准备	•环境整洁舒适，室温适宜，有屏风遮挡
	用物准备	•用物齐全，功能完好，摆放合理
	护士准备	•指甲已修剪，洗手（七步洗手法）（从此步骤开始计时）、戴口罩
操作流程	核对解释	•双人核对医嘱，准备用物，检查红外线灯功能是否完好 •核对患者，做到准确无误，评估患者患部情况，向患者说明会阴红外线照射的目的和方法，取得患者的理解和配合，指导患者放松 •嘱其排空膀胱，协助患者清洁会阴部
	患者准备	•洗手、戴口罩后携带用物至床边 •再次核对患者信息，清理陪护，关闭门窗，遮挡屏风 •协助患者取屈膝仰卧位，暴露外阴
	会阴红外线照射	•操作者戴手套，在患者臀下垫一次性会阴垫治疗巾，同时注意保暖，为患者套上腿套 •将灯头移至距离会阴部 30~50 cm 处，打开开关，根据患者感觉再次调节灯距。嘱患者不要随意移动肢体，以免烫伤。每次照射时间为 20~30 min，每日照射 2 次 •照射过程中，加强巡视，应仔细观察和检查局部皮肤有无发红、水泡、灼痛等异常现象 •照射完毕后，撤去红外线灯 •撤去一次性治疗巾，整理床单位，协助患者取舒适体位，做好相关知识宣教

续表

项目	项目内容	技术要求
操作流程	整理	•清理用物，分类处理
	洗手记录	•洗手，护理记录 •报告操作完毕（计时结束）
综合评价	规范熟练	•操作熟练，流程合理，动作轻柔，在规定时间内完成
	关键环节	•保护患者隐私及安全，观察并询问患者反应，与患者沟通，体现人文关怀

四、评分标准

项目		要求	分值	得分	备注
素质要求（10分）		•仪表大方，举止端庄，态度和蔼，面带微笑 •服装、鞋帽整洁，发型、着装符合要求	5 5		
操作准备（10分）	环境	•环境整洁舒适，室温适宜，有屏风遮挡	3		
	用物	•用物齐全，功能完好，摆放合理	3		
	护士	•指甲已修剪，洗手（七步洗手法）（从此步骤开始计时）、戴口罩	4		
操作流程（70分）	核对解释	•双人核对医嘱，准备用物，检查红外线灯功能是否完好 •核对患者，做到准确无误，评估患者患部情况，向患者说明会阴红外线照射的目的和方法，取得患者的理解和配合，指导患者放松 •嘱其排空膀胱，协助患者清洁会阴部	2 2 1		
	患者准备	•操作者衣帽整洁，修剪指甲、洗手、戴口罩后携带用物至床边 •再次核对患者姓名，清理陪护，关闭门窗，挡屏风 •协助患者取屈膝仰卧位，暴露外阴	2 3 5		
	会阴红外线照射	•操作者戴手套，臀下垫一次性会阴垫，同时注意保暖，为患者套上腿套 •将灯头移至距离会阴部30~50 cm处，打开开关，根据患者感觉再次调节灯距 •嘱患者不要随意移动肢体，以免烫伤 •每次照射时间为20~30 min，每日照射2次 •照射过程中，加强巡视，应仔细观察和检查局部皮肤有无发红、水泡、灼痛等异常现象 •照射完毕后，撤去用物 •撤去一次性垫单，整理床单位，协助患者取舒适体位	10 10 10 10 5 5 5		
操作后（10分）	整理	•清理用物，分类处理	2		
	洗手记录	•洗手，护理记录 •报告操作完毕（计时结束）	1 1		
	提问	目的及注意事项、指导内容	6		

续表

项目		要求	分值	得分	备注
评价	操作流程	•用物缺一项或不符合要求，扣1分 •仪表、服务态度一项不符合要求，扣2分 •沟通指导一项不到位，扣2分 •操作程序颠倒，一处扣1分 •操作程序错误或遗漏，一处扣2分 •检查动作粗暴，扣2分，被检者卧位不准确，扣2分 •操作中不注意保护孕妇（保暖、安全或隐私），扣5分 •违反操作原则，扣5分 •严重违反操作原则，扣10分以上			
总分			100		

五、注意事项

1. 会阴红外线照射过程中，应向产妇讲明注意事项，嘱产妇不要随意移动身体，以免发生烫伤。

2. 照射过程中护士应加强巡视，注意产妇有无头晕、心悸等现象，会阴局部皮肤有无发红、水泡、灼痛等异常现象，必要时停止照射。

3. 护士应严格掌握照射距离及照射时间，照射距离为30~50 cm，每次照射时间为20~30 min，每日照射2次。

4. 护士能及时评价会阴红外线照射的效果，并为患者提供适当的生活护理。

（贾雨玲）

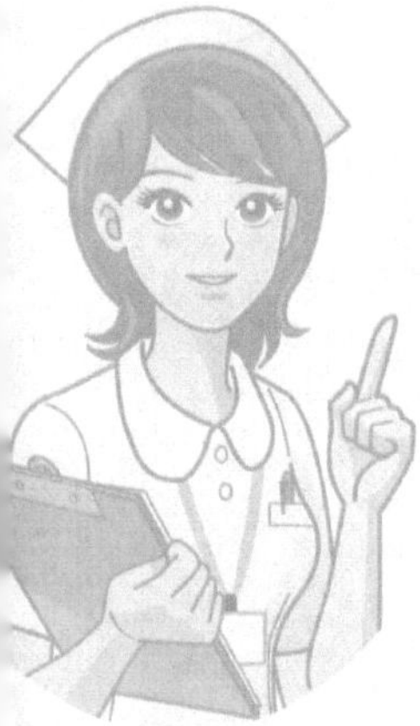

模块五

儿科护理

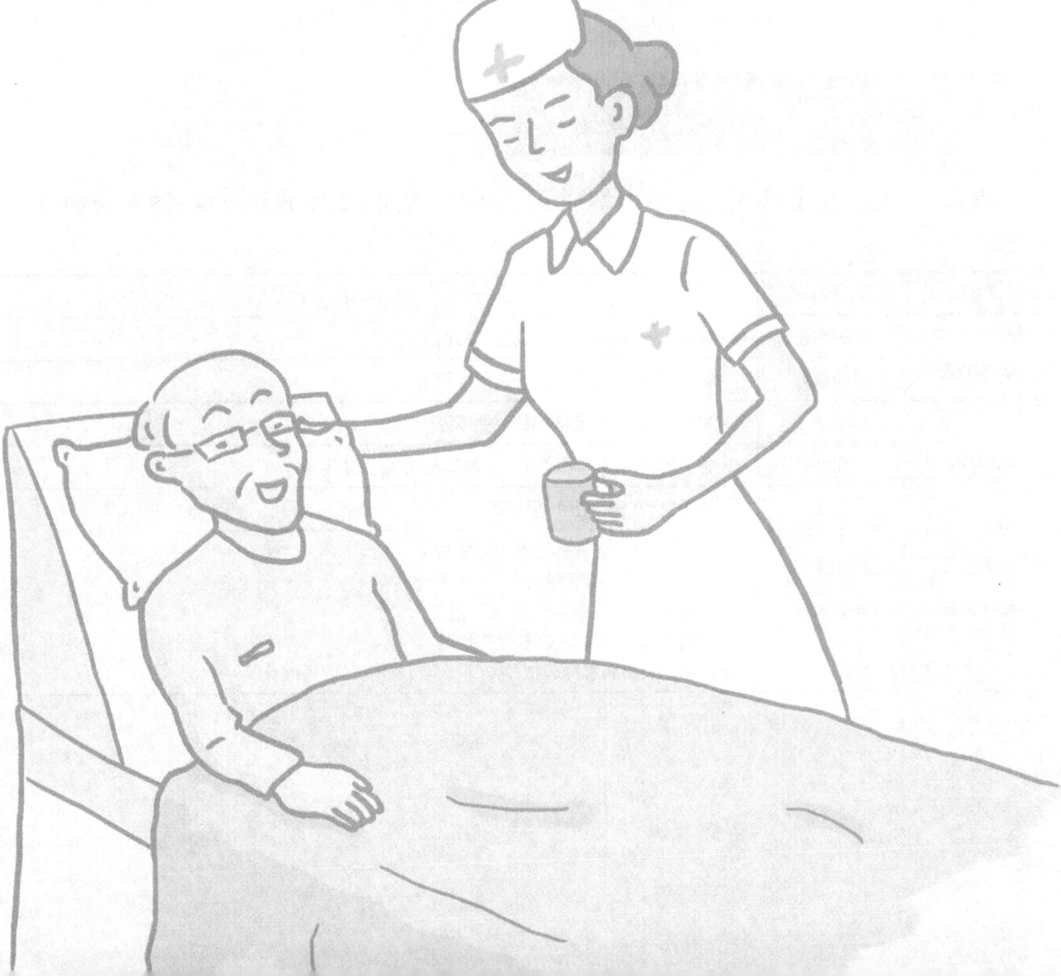

任务一　头皮静脉输液技术

一、实训目标

1. 能正确进行小儿头皮静脉输液。
2. 增强无菌意识、安全意识、爱伤意识。

二、实训用物

1. 治疗盘：碘伏、75%乙醇溶液、一次性输液器、砂轮（必要时）、剪刀、启瓶器（必要时）、棉签、弯盘、输液标签。

2. 输液盘：碘伏、棉签、一次性备皮刀、输液敷贴、弯盘、一次性治疗巾、一次性静脉留置针（含适合型号的留置针、留置针敷贴、一次性手套）。

3. 液体、药物。

4. 其他：挂表、医嘱单、输液卡、抹布、速干手消毒剂、输液架（必要时）、利器盒、医疗垃圾桶、生活垃圾桶。

三、操作标准及技术要求

操作目的：为儿童补充水分及电解质，供给营养物质；增加循环血量；输入药物，治疗疾病。

项目	项目内容	技术要求
素质要求	仪表举止	•仪表大方，举止端庄，态度和蔼，面带微笑
	服装服饰	•服装、鞋帽整洁，发型、着装符合要求
操作准备	环境准备	•室内光线充足、安静，温、湿度适宜
	用物准备	•备齐用物按操作顺序放于护理车上，推至患儿床旁
	护士准备	•洗手（七步洗手法）、戴口罩
操作流程	评估解释	•双人核对医嘱，转抄输液卡并签名 •核对床号、姓名、住院号 •评估患者病情、意识状态、配合度等 •评估患儿穿刺部位皮肤、血管情况 •向患儿及家属解释药物种类、量、作用及用法，取得配合

续表

项目	项目内容	技术要求
操作流程	准备药液	•洗手、戴口罩 •按医嘱双人核对床号、姓名、药物药名、浓度、剂量及有效期，检查瓶（袋）口、瓶（袋） •填写（或打印好）输液瓶贴，倒贴于输液瓶（袋） •启开药液瓶盖的中心部分，常规消毒输液瓶（袋）注药口2次 •检查输液器后关闭调节器，将输液导管插入输液瓶塞内直至针头根部，再次核对
	一次性静脉输液钢针穿刺	•备齐用物携至患儿床旁，再次核对 •再次核对药液，无误后将输液瓶（袋）挂在输液架上，排尽空气，关闭调节器，检查输液管内有无空气；备输液贴 •将枕头放于床沿，垫一次性治疗巾，患儿仰卧于床中央，将头枕于枕上，必要时可行全身约束 •如两人操作，一人负责固定患儿肢体及头部，另一人负责穿刺。穿刺者站在患儿头端，必要时顺头发方向剃净穿刺点周围毛发直径至少5 cm（一次性静脉输液钢针穿刺处的皮肤消毒范围直径应≥5 cm，外周静脉留置针穿刺处的皮肤消毒范围直径应≥8 cm）。仔细选择静脉（常用额上静脉、颞浅静脉和耳后静脉），注意鉴别静脉和动脉 •消毒穿刺皮肤，再次核对，排气，操作者一手绷紧血管两端皮肤，另一手持针在距离静脉最清晰点后移0.3 cm处，将针头与皮肤呈15°~20°角沿静脉向心方向刺入皮肤，然后将针头稍微挑起，并沿静脉走向慢慢刺入，见回血后固定针头 •打开调节器，待液体滴入通畅后，用敷贴固定针头
	调节滴速	•根据患儿年龄、病情、药物性质等调节滴速，儿童20~40滴/min
	安置解释	•撤一次性治疗巾，置患儿于舒适体位 •再次核对，记录输液的时间、滴速、签名，挂于输液架上；并告知家长注意事项
	整理用物	•整理床单位 •处理用物
	洗手记录	•洗手、取口罩 •记录 •报告操作完毕
综合评价	规范熟练	•动作轻、稳、准确 •操作熟练，在规定时间内完成
	关键环节	•穿刺角度适宜 •选取头皮静脉

四、评分标准

项目		要求	分值	得分	备注
素质要求（10分）		•服装、鞋帽整洁，仪表大方，举止端庄 •微笑服务、态度和蔼、语言恰当	5 5		
操作前（10分）	环境	•室内光线充足、安静，温、湿度适宜	3		
	护士	•衣帽整洁、洗手、戴口罩	2		
	物品	•放置合理 •物品准备齐全	2 3		

续表

项目		要求	分值	得分	备注
操作中（70 分）	评估	• 操作前评估患者项目全、准确	4		
	配药	• 配药方法正确、规范	4		
	查对	• 二人查对 • 协助患儿取合适卧位 • 注意患儿安全	3 2 2		
	穿刺	• 消毒药液方法正确 • 一次排气成功，手法正确 • 选择合适血管 • 消毒皮肤规范，方法正确 • 进针前查对 • 针头合适 • 再次排气 • 进针方法正确，一次穿刺成功 • 固定方法正确 • 头皮针连接输液管方法正确 • 调滴速准确	6 6 4 6 3 3 4 8 3 4 2		
	核对	• 核对，签名清晰 • 交代注意事项全面	2 4		
操作后（5 分）	整理	• 床单位整洁	3		
	记录	• 洗手，记录	2		
评价（5 分）	操作流程	• 操作步骤流畅，动作轻巧，熟练，掌握节力原则 •12 min 内完成，每超 30 s 扣 1 分	2 2		
	提问		1		
总分			100		

五、注意事项

1. 严格执行无菌操作及查对制度，注意药物配伍禁忌。

2. 密切观察输液管道情况，如速度是否合适，针头有无松动、脱出，局部有无肿胀，瓶内液体是否输完及各连接处有无漏液等。

3. 穿刺中注意观察患儿的面色和一般情况。

4. 穿刺时针头刺入皮肤，如无回血，可轻轻挤压输液管以确定回血；因血管细小或充盈不全而无回血者，试着推入少量液体，若通畅无阻，皮肤无隆起、无变色，且点滴顺利，说明穿刺成功。如出现皮肤发白表明进入小动脉，立即拔出针头重新穿刺。

5. 头皮针和输液管的连接处应牢固，防止头皮针移动脱落。

（徐美伦）

任务二　婴儿抚触技术

一、实训目标

1. 能独立完成婴儿抚触。
2. 培养细心、耐心、爱心。

二、实训用物

操作台、温度计、润肤油、婴儿尿布及衣服、包被、医嘱单、记录单。

三、操作标准及技术要求

操作目的：促进婴儿神经系统发育，增强应激能力，提高机体免疫能力，促进胃肠蠕动，利于排便，增加食欲。

项目	项目内容	技术要求
素质要求	仪表举止	•仪表大方，举止端庄，态度和蔼，面带微笑
	服装服饰	•服装、鞋帽整洁，发型、着装符合要求
操作准备	环境准备	•室内光线充足、安静，温、湿度适宜
	用物准备	•备齐用物按操作顺序放于护理车上，推至患儿床旁
	护士准备	•洗手（七步洗手法）、戴口罩
操作流程	评估解释	•双人医嘱、核对婴儿床号、姓名、住院号 •评估婴儿身体情况及合作程度 •向家长解释抚触的目的、操作过程及注意事项
	润滑双手	•洗手，戴口罩 •将婴儿抱至操作台上，面向操作者，安放在操作者正前方 •脱下婴儿衣物，裸露全身，注意保暖 •将润肤油倒在手中，揉搓使双手温暖
	头面部抚触	•两拇指指腹从前额中央滑向两侧至发际 •两拇指从下颌部中央向两侧向上滑动呈微笑状 •一手轻托婴儿头部，另一手指腹从婴儿一侧前额发际抚向枕后，避开囟门，中指停在耳后乳突部轻压一下；换手，同法抚触另一侧 •每个动作重复 6~8 次
	胸部抚触	•双手掌分别从胸部的外下方两侧肋下缘处向对侧外上方滑动至婴儿肩部，避开乳头位置，交替进行 •每个动作重复 6~8 次

续表

项目	项目内容	技术要求
操作流程	腹部抚触	•左手固定婴儿的右侧大腿 •右手四指并拢，指腹轻柔地在婴儿的右半腹部，以脐为中心沿顺时针方向缓慢地呈半圆形抚触 •再换手抚触，左手四指并拢，指腹轻柔地在婴儿的右半腹部，并以脐为中心沿顺时针方向缓慢地呈另一半圆形抚触 •注意避开脐部和膀胱 •可做“I LOVE YOU”亲情体验，用右手在婴儿的左腹由上往下画一个英文字母“I”，再依操作者的方向由左至右画一个倒写的“L”，最后由左至右画一个倒写的“U”。在做上述动作时要用关爱的语调说“我爱你”，传递爱和关怀 •每个动作重复 6~8 次
	上肢抚触	•用右手握住婴儿右手，左手从上臂到手腕螺旋滑行、分段挤捏 •重复另一上肢，方法同上 •双手从上臂到手腕分别滚搓婴儿的双手臂 •从手腕向手指抚触婴儿手背，沿手纹方向抚触手心，并从手指两侧轻轻提拉每个手指 •每个动作重复 6~8 次
	下肢抚触	•用右手抓住婴儿的右脚，左手从大腿根部向踝部螺旋滑行、分段挤捏 •重复另一条腿，方法同上 •双手从大腿根部向踝部分别滚搓双下肢 •从踝部向脚趾抚触婴儿足背，沿婴儿的脚纹方向分别抚触双侧脚心，并轻轻揉搓牵拉每个脚趾 •每个动作重复 6~8 次
	背部抚触	•使婴儿呈俯卧位，注意呼吸通畅 •以脊柱为中线，两手掌分别于脊柱两侧由中央向两侧滑行 •从背部上端开始逐渐横向抚触下移到臀部 •由头顶沿脊柱纵向抚触至臀部 •每个动作重复 6~8 次
	穿衣核对	•包好尿布、穿衣 •再次双人核对 •放回婴儿床
	整理用物	•整理衣服，整理操作台 •分类处理用物
	洗手记录	•洗手、取口罩 •记录 •报告操作完毕
综合评价	规范熟练	•动作轻、稳、准确 •操作熟练，在规定时间内完成
	关键环节	•抚触手法、顺序正确、规范

四、评分标准

项目		要求	分值	得分	备注
素质要求（10分）		•服装、鞋帽整洁，仪表大方，举止端庄 •微笑服务、态度和蔼、语言恰当	5 5		
操作前（10分）	环境	•室内光线充足、安静，温、湿度适宜	3		
	护士	•衣帽整洁、洗手、戴口罩	2		
	物品	•放置合理 •物品准备齐全	2 3		
操作中（60分）	评估	•操作前评估患者项目全、准确	2		
	润手	•方法正确、规范	3		
	头面部	•注意患儿安全、保暖 •抚触手法正确、规范	2 8		
	胸部	•抚触手法正确、规范	8		
	腹部	•抚触手法正确、规范	8		
	上肢	•抚触手法正确、规范	8		
	下肢	•抚触手法正确、规范	8		
	背部	•抚触手法正确、规范	8		
	穿衣	•穿衣、穿尿布方法正确、规范 •核对无误	3 2		
操作后（5分）	整理	•操作台整洁	3		
	记录	•洗手，记录	2		
评价（15分）	操作流程	•操作步骤流畅，动作轻巧，熟练，掌握节力原则 •15 min 内完成，每超 1 min 扣 1 分	5 5		
	提问		5		
总分			100		

五、注意事项

1. 避免在饥饿和进食后 1 h 内进行，最好在婴儿沐浴后进行，时间 10~15 min。

2. 用力适当，避免过轻或过重。

3. 抚触过程中注意观察婴儿的反应，如果出现哭闹、肌张力提高、兴奋性增加、肤色改变等，应暂停抚触，反应持续 1 min 以上应停止抚触。

4. 抚触时应保持环境安静，可以播放音乐，同时与婴儿进行语言和目光的交流。

（徐美伦）

任务三　奶瓶喂奶技术

一、实训目标

能正确使用奶瓶对婴儿进行喂养。

二、实训用物

已装配方奶的奶瓶、无菌奶嘴、饭巾、托盘、镊子、医嘱单、记录单。

三、操作标准及技术要求

操作目的：满足有吸吮能力和吞咽能力婴儿的营养需要。

项目	项目内容	技术要求
素质要求	仪表举止	•仪表大方，举止端庄，态度和蔼，面带微笑
	服装服饰	•服装、鞋帽整洁，发型、着装符合要求
操作准备	环境准备	•室内光线充足、安静，温、湿度适宜
	用物准备	•备齐用物按操作顺序放于护理车上，推至患者床旁
	护士准备	•洗手（七步洗手法）、戴口罩
操作流程	评估解释	•核对床号、姓名、住院号、乳液种类和乳量 •评估婴儿口腔及吸吮情况 •向家长解释操作目的、操作过程及注意事项
	加温乳液	•温好乳液 •检查是否变质
	安装奶嘴	•用镊子选择大小合适的无菌奶嘴，按无菌操作套于瓶口上
	选择体位	•抱起婴儿，围好饭巾，坐在凳上，使婴儿头部枕于操作者左臂上呈半卧位 •不宜抱起者，应使婴儿取侧卧位，并将头部抬高，以防溢乳呛入气管
	测试奶温	•右手将奶瓶倒转，滴 1~2 滴乳液于手腕内侧试温，以温热（40 ℃左右）不烫手为宜
	喂奶	•轻触婴儿一侧面颊，刺激其吸吮反射，使其含住奶嘴 •倾斜奶瓶，使乳液充满整个奶嘴 •喂乳期间随时观察婴儿的面色、呼吸、吞咽、有无呛咳等情况，及时擦拭嘴边溢出的乳液
	竖抱拍背	•喂毕将婴儿抱起伏于肩上，轻拍其背部，使咽下的空气排出 •将婴儿放回床上，取右侧卧位，床头抬高 30°，防止吐奶
	再次核对	•再次核对医嘱和婴儿信息

续表

项目	项目内容	技术要求
操作流程	整理用物	• 倒掉剩余乳液，冲洗奶瓶及奶嘴后煮沸 10~15 min
	洗手记录	• 七步洗手法 • 记录哺乳情况及进乳量 • 报告操作完毕
综合评价	规范熟练	• 动作轻、稳、准确 • 操作熟练，在规定时间内完成
	关键环节	• 喂奶姿势正确 • 奶温合适

四、评分标准

项目		要求	分值	得分	备注
素质要求（10 分）		• 服装、鞋帽整洁，仪表大方，举止端庄 • 微笑服务、态度和蔼、语言恰当	5 5		
操作前（10 分）	环境	• 室内光线充足、安静，温、湿度适宜	3		
	护士	• 衣帽整洁、洗手、戴口罩	2		
	物品	• 放置合理 • 物品准备齐全	2 3		
操作中（60 分）	喂奶	• 备齐用物至新生儿床旁，核对床号、床头卡和腕带信息，观察患儿一般情况 • 检查新生儿尿布，必要时予以更换 • 洗手 • 检查牛奶温度，并注意奶孔大小 • 核对新生儿姓名、床号、床头卡和腕带信息与奶瓶的奶条是否吻合 • 将面巾纸垫在新生儿颈部 • 将新生儿抱起，注意保暖，以手臂环抱新生儿头部并用身体支持新生儿 • 利用觅乳反射，使新生儿张嘴，倾斜奶瓶使牛奶充满整个奶嘴，再放在新生儿舌上，即开始喂食 • 喂食中可轻轻移动奶瓶，以刺激吸吮 • 若新生儿停止吸吮，则予以轻拍背后再喂，或在喂奶约 10 min 及喂食完毕后各拍背 1 次以驱尽胃内空气 • 随时用面巾擦拭新生儿嘴边溢出的奶。喂食中随时观察新生儿的呼吸、面色、有无呛咳等异常情况 • 将新生儿放回小床，取新生儿舒适的体位（将头侧向一边，避免溢奶后窒息）	5 5 2 6 2 3 6 8 4 8 6 5		
操作后（5 分）	整理	• 床旁椅归位 • 床单位整洁	2 1		
	记录	• 洗手，记录	2		

续表

项目		要求	分值	得分	备注
评价（15分）	操作流程	•操作步骤流畅，动作轻巧，熟练，掌握节力原则 •5 min 内完成，每超 30 s 扣 1 分	5 5		
	提问		5		
总分			100		

五、注意事项

1. 选择合适的奶嘴，哺喂时倾斜奶瓶，乳液要始终充满奶嘴，以免吸入过多的气体而引起腹胀或呕吐。

2. 奶液温度适宜，以手腕内侧试温，不烫为宜。

3. 奶嘴孔堵塞时，应按无菌操作重新更换奶嘴。

4. 在喂乳过程中，注意观察婴儿吸吮能力及进乳情况，如吸吮过急有呛咳时，应暂停喂乳，轻拍后背，稍休息后再喂。

（徐美伦）

任务四　婴幼儿全身约束技术

一、实训目标

能对婴幼儿进行全身约束。

二、实训用物

医嘱执行单、治疗车、约束用具（毯子、大单、大毛巾、包被等，根据需要可备绷带、布带）、手表、干净衣物、记录单，酌情备皮肤保护膜

三、操作标准及技术要求

操作目的：预防医疗干扰，防治意识障碍患者自我伤害；限制患儿活动，便于诊疗；保护躁动不安的患儿，防止其碰伤、抓伤自己或他人，发生坠床和拔管等意外。

项目	项目内容	技术要求
素质要求	仪表举止	•仪表大方,举止端庄,态度和蔼,面带微笑
	服装服饰	•服装、鞋帽整洁,发型、着装符合要求
操作准备	环境准备	•室内光线充足、安静,温、湿度适宜
	用物准备	•备齐用物,按操作顺序放于护理车上,推至患者床旁
	护士准备	•洗手(七步洗手法)、戴口罩
操作流程	评估解释	•双人核对医嘱 •核对患者,评估患者病情、意识状态、肢体活动度、约束部位皮肤色泽、温度及完整性等 •评估需要使用保护具的种类和时间,向家属解释约束的必要性,保护具作用及使用方法,取得配合 •向患儿和家属解释约束的必要性,保护用具的目的、使用方法及注意事项,使其了解使用保护用具的重要性及安全性,取得家长配合,签署约束用具使用教育知情同意书
	包裹约束	•洗手,戴口罩 •将治疗车推至患儿床旁,再次核对 •将毛毯/大单折叠,宽度相当于患儿肩至踝,长度可以稍长,能包裹患儿两圈半左右 •将患儿平卧于毛毯/大单中间,用靠近护士一侧的毛毯(大单)从肩部绕过前胸紧紧包裹患儿身体,至对侧腋窝处掖于身下 •再用另一侧毯子绕过前胸包裹身体,将毯子剩余部分塞于身下 •如患儿躁动明显,可用绷带、布带系于毛毯/大单外
	检查核对	•操作完毕,再次核对,观察局部皮肤、约束侧肢体血运,患儿反应 •随时观察约束部位的局部皮肤有无损伤、皮肤颜色、温度、约束肢体末梢循环状况,定时松解 •整理床单位,向患儿家属进行相关知识宣教,交代注意事项
	整理用物	•处理用物
	洗手记录	•洗手 •记录约束原因、方法、部位、起止、松解及间隔时间;记录患儿意识、全身和约束部位皮肤情况、有无意外发生;记录约束相关并发症的处理措施与效果等 •报告操作完毕
综合评价	规范熟练	•动作轻、稳、准确 •操作熟练,在规定时间内完成
	关键环节	•约束松紧适宜

四、评分标准

项目		要求	分值	得分	备注
素质要求(10分)		•服装、鞋帽整洁,仪表大方,举止端庄 •微笑服务、态度和蔼、语言恰当	5 5		
操作前(10分)	环境	•室内光线充足、安静,温、湿度适宜	3		
	护士	•衣帽整洁、洗手、戴口罩	2		
	物品	•放置合理 •物品准备齐全	2 3		

续表

项目		要求	分值	得分	备注
操作中（60分）	评估	•评估患者病情、意识状态、肢体活动度、约束部位皮肤色泽、温度及完整性等 •评估需要使用保护具的种类和时间，向家属解释约束的必要性，保护具作用及使用方法，取得配合	5 5		
	约束	•折叠大毛巾（或床单） •放患儿平卧于大毛巾（或床单）中间，将大毛巾一边紧裹患儿，由身体前面卷至对侧腋下 •轻轻抬起患儿身体，将大毛巾整齐压于患儿身下 •大毛巾另一边紧裹患儿另一侧手臂，经前胸压于身下 •必要时可用布带围绕双臂打活结固定	8 10 10 10 10 2		
操作后（5分）	整理	•床单位整洁	3		
	记录	•洗手，记录	2		
评价（15分）	操作流程	•操作步骤流畅，动作轻巧，熟练，掌握节力原则 •5 min内完成，每超30 s扣1分	5 5		
	提问		5		
总分			100		

五、注意事项

1. 结扎或包裹松紧应适宜，过紧影响血运，损伤患儿皮肤，而过松则失去约束的意义。
2. 使用约束带时，患儿肢体应处于功能位，定时给予短时的姿势改变，防止疲劳。
3. 每小时巡视患儿1次，观察约束局部皮肤有无损伤、皮肤颜色、温度、受约束肢体末梢循环状况；2~4小时松解1次，进行必要的局部按摩，发现异常及时松解。
4. 治疗完成后，及时去除约束。

（徐美伦）

任务五　婴幼儿口服给药技术

一、实训目标

能对婴幼儿进行口服喂药。

二、实训用物

发药车、药品、研钵、杵、药匙、药杯、滴管、量杯、服药卡、小毛巾、水壶内盛温开水(必要时备糖水)、速干手消毒剂、医嘱单、记录单。

三、操作标准及技术要求

操作目的:预防及治疗疾病;协助诊断(如胃肠道拍片摄影时需口服钡剂)。

项目	项目内容	技术要求
素质要求	仪表举止	•仪表大方,举止端庄,态度和蔼,面带微笑
	服装服饰	•服装、鞋帽整洁,发型、着装符合要求
操作准备	环境准备	•室内光线充足、安静,温、湿度适宜
	用物准备	•备齐用物按操作顺序放于护理车上,推至患者床旁
	护士准备	•洗手(七步洗手法)、戴口罩
操作流程	评估解释	•双人核对核对医嘱、患儿身份信息,评估患者病情、意识状态、配合度等 •向患儿及家属解释服药的目的、药物种类、量、作用、用法及注意事项,取得配合
	摆药	•洗手,戴口罩 认真核对药物单、服药卡及药物 •取药 (1)片剂或胶囊 ①核对后用药匙取出药物,放在药匙或药杯内 ②药瓶放回去之前再次核对 ③药物需研磨时,应先用纱布擦净研钵,将固体药放入研钵内用杵捣成粉末,用药匙刮出,包于药纸内,放于药杯中 (2)水剂 ①核对后检查药物有无变质(沉淀、浑浊等),摇匀药液 ②将药液倒入量杯中,也可用针筒抽吸药液注入药杯中(倒出或抽出的药液切忌再次倒回药瓶中)。若药液以滴计数时,需先于药杯内倒入少许温开水,再用滴管吸取药液滴入药杯中 ③用纱布将瓶口擦净,再次核对无误后,放回药瓶
	喂药	•携带用物至患儿床旁,再次核对 •核对床号、姓名、药名、浓度、剂量、方法、用药时间 •抱起喂药,助手抱起患儿,将小毛巾围于颈部及前胸,以左臂固定患儿双臂及头部,右手轻捏患儿双颊,使其张口;操作者用药匙盛药,顺口角放入口中舌上,缓慢倒入药液,药匙在患儿口中停留片刻,直至其咽下药物,然后喂少许温开水 •卧位喂药,不宜抱起者将患儿头部抬高,头侧位,将小毛巾围于颈部及前胸,操作者左手固定患儿前额并轻捏其双颊,使其张口;右手持药杯从患儿口角顺口颊方向慢慢倒入,待其咽下后移开药杯,然后喂少许温开水
	喂药后	•擦净口角药液,置患儿右侧卧位,或平卧头偏向一侧 •再次核对 •观察服药后反应,若患儿呛咳,应轻拍患儿背部
	整理用物	•整理用物

续表

项目	项目内容	技术要求
操作流程	洗手记录	•洗手 •记录 •报告操作完毕
综合评价	规范熟练	•动作轻、稳、准确 •操作熟练，在规定时间内完成
	关键环节	•从口角处送药

四、评分标准

项目		要求	分值	得分	备注
素质要求（10分）		•服装、鞋帽整洁，仪表大方，举止端庄 •微笑服务、态度和蔼、语言恰当	5 5		
操作前（10分）	环境	•室内光线充足、安静，温、湿度适宜	3		
	护士	•衣帽整洁、洗手、戴口罩	2		
	物品	•放置合理 •物品准备齐全	2 3		
操作中（60分）	评估	•操作前评估患者项目全、准确 •操作后评价、交代项目全、准确	5 5		
	取药	•核对 •取药	4 4		
	喂药	•核对 •取适合体位 •口角处放入 •咽下后拿开药匙或药杯 •喂温开水	2 6 6 6 6		
	喂药后	•擦口角 •取合适体位 •再次核对 •观察患儿反应	2 6 3 5		
操作后（5分）	整理	•床旁椅归位 •床单位整洁	2 1		
	记录	•洗手，记录	2		
评价（15分）	操作流程	•操作步骤流畅，动作轻巧，熟练，掌握节力原则 •5 min 内完成，每超 30 s 扣 1 分	5 5		
	提问		5		
总分			100		

五、注意事项

1. 严格执行“三查七对一注意”制度。

2. 喂药时若出现恶心、呕吐应暂停喂药，轻拍后背或转移注意力，好转后再喂。患儿哭闹时不可喂药，以防呛咳、误吸。不能避免呕吐时，头偏向一侧。

3. 若服用多种药物时，苦药应放在最后喂，且应注意任何药物都不可混于乳汁中哺喂。

4. 应注意口服特殊药物时的要求。悬浮液是两种以上药物按标准配制成的混合物，静置后会形成胶体、稀糊状的混合物和乳胶状，因此给药前要摇匀。能损伤牙质的酸性药液或铁剂溶液宜加水冲淡后用吸管吸入，服后应再漱口。止咳糖浆可对呼吸道黏膜起安抚作用，因此服药后不宜立即饮水，以免稀释药液，降低其疗效，若需同时服用其他药物则应将止咳糖浆放在最后服用。油剂如鱼肝油可直接滴在儿童口中。

（熊艳芬）

任务六　婴儿股静脉穿刺技术

一、实训目标

1. 能完成婴幼儿股静脉穿刺采集血标本。
2. 培养无菌观念、爱伤意识。

二、实训用物

治疗盘、一次性注射器、皮肤消毒液、棉签、无菌干棉球、一次性治疗巾、一次性手套或PE手套、胶布、弯盘、采血试管医嘱单、记录单、利器盒。

三、操作标准及技术要求

操作目的：提高静脉采血成功率，减轻患儿痛苦。

项目	项目内容	技术要求
素质要求	仪表举止	•仪表大方，举止端庄，态度和蔼，面带微笑
	服装服饰	•服装、鞋帽整洁，发型、着装符合要求
操作准备	环境准备	•室内光线充足、安静，温、湿度适宜
	用物准备	•备齐用物按操作顺序放于护理车上，推至患儿床旁
	护士准备	•洗手（七步洗手法）、戴口罩

续表

项目	项目内容	技术要求
操作流程	评估解释	• 双人核对医嘱，双人核对患儿床号、姓名、住院号 • 评估患者病情、意识状态、配合度、穿刺部位皮肤情况等 • 评估患儿，向患儿家属解释说明，取得配合
	清洁皮肤	• 洗手、戴口罩 • 携用物至患儿床旁 • 协助患儿取仰卧位，脱去患儿裤子 • 清洁腹股沟及会阴部 • 用尿布包好会阴部，以防排尿时污染穿刺部位
	安置体位	• 戴一次性手套或 PE 手套 • 臀下垫一次性治疗巾，用小纱袋垫高穿刺侧臀部 • 助手站于患儿头侧 • 用双肘及前臂约束患儿躯干及上肢 • 两手使大腿外展外旋成蛙形，暴露腹股沟区
	穿刺抽血	• 操作者位于穿刺侧，消毒患儿穿刺部位及自己左手示指 • 在患儿腹股沟中，内 1/3 交界处，以左手示指触及股动脉搏动点，右手持注射器于股动脉搏动点内侧 0.5 cm 处垂直进针（也可用斜刺法，在腹股沟内侧 1~3 cm 处，针头与皮肤呈 30°~45° 角斜刺） • 针头刺入 1/3~1/2 时，慢慢向上提针，边提边抽回血，见回血后固定针头，抽取所需血量
	拔针固定	• 拔针，助手迅速用无菌干棉球按压穿刺点 5 min 左右至血止 • 用胶布固定
	注入试管	• 同时操作者取下针头，按检验目的将血液缓慢沿试管壁注入采血试管
	整理用物	• 整理衣服，裹好尿布 • 分类处理用物
	洗手记录	• 洗手、取口罩 • 记录；将血液标本连同化验申请单送至检验科 • 报告操作完毕
综合评价	规范熟练	• 动作轻、稳、准确 • 操作熟练，在规定时间内完成
	关键环节	• 穿刺部位准确

四、评分标准

项目		要求	分值	得分	备注
素质要求（10分）		• 服装、鞋帽整洁，仪表大方，举止端庄 • 微笑服务、态度和蔼、语言恰当	5 5		
操作前（10分）	环境	• 室内光线充足、安静，温、湿度适宜	3		
	护士	• 衣帽整洁、洗手、戴口罩	2		
	物品	• 放置合理 • 物品准备齐全	2 3		

续表

项目		要求	分值	得分	备注
操作中（60分）	评估	•操作前评估患者项目全、准确	4		
	消毒	•方法正确、规范	3		
	体位	•注意患儿安全 •协助患儿取合适卧位 •充分暴露腹股沟	2 2 4		
	穿刺	•选择合适血管 •消毒规范，方法正确 •进针方法正确，一次穿刺成功 •固定针头方法正确 •采血量合适 •头皮针连接采血试管方法正确	5 6 6 6 6 6		
	拔针	•按压时间够 •胶布固定有效 •交代注意事项全面	4 3 3		
操作后（5分）	整理	•床单位整洁	3		
	记录	•洗手，记录	2		
评价（15分）	操作流程	•操作步骤流畅，动作轻巧，熟练，掌握节力原则 •10 min 内完成，每超 30 s 扣 1 分	5 5		
	提问		5		
总分			100		

五、注意事项

1. 严格遵守无菌操作，充分暴露穿刺部位。

2. 有出血倾向或凝血功能障碍者，严禁腹股沟穿刺，以免引起内出血。

3. 不得在糜烂或感染处穿刺，不宜反复多次在同侧穿刺，以免局部形成血肿；若失败，应有效压迫止血后，在对侧穿刺。

4. 如抽出的血液为鲜红色，则提示穿入股动脉，应立即拔出针头，用干棉球或无菌纱布压迫穿刺部位 5~10 min，至无出血为止，放松后仍需观察有无血肿。

5. 穿刺后观察局部有无活动性出血，针眼处应用无菌棉球覆盖 24 h，以防被大小便污染。

（熊艳芬）

任务七　婴幼儿颈外静脉穿刺技术

一、实训目标

1. 能完成婴幼儿颈外静脉穿刺采集血标本。
2. 培养无菌观念、爱伤意识。

二、实训用物

治疗盘、碘伏、棉签、采血针、试管架、采血试管及条形码、一次性治疗巾、弯盘、医嘱单、记录单

三、操作标准及技术要求

操作目的：为患儿采集、留取静脉血标本；正确留取血标本，做交叉配血试验，为输血患儿做好准备。

项目	项目内容	技术要求
素质要求	仪表举止	•仪表大方，举止端庄，态度和蔼，面带微笑
	服装服饰	•服装、鞋帽整洁，发型、着装符合要求
操作准备	环境准备	•室内光线充足、安静，温、湿度适宜
	用物准备	•备齐用物按操作顺序放于护理车上，推至患儿床旁
	护士准备	•洗手（七步洗手法）、戴口罩
操作流程	评估解释	•双人核对医嘱及试管条形码 •核对患儿床号、姓名、住院号 •评估患者病情、意识状态、配合度、穿刺部位皮肤情况等 •评估患儿，向患儿家长说明抽血的目的，取得合作
	安置体位	•洗手，戴口罩 •备齐用物携至患儿床旁、再次核对患儿腕带及试管条形码信息，确认一致 •颈部下方垫一次性治疗巾，协助患儿去枕平卧，头偏向一侧，肩下垫一薄枕，使患儿头低肩高，充分暴露穿刺部位 •戴手套，消毒穿刺部位 •助手立于患儿头端，双手固定患儿头部 •配合度较差的患儿由另一助手站在患儿足端 •用双肘及前臂约束患儿躯干及上肢

续表

项目	项目内容	技术要求
操作流程	穿刺抽血	• 再次核对患儿及试管条形码信息，确认一致 • 护士立于患儿头部，选择穿刺点，穿刺点位于胸锁乳突肌的外侧缘与锁骨所形成的夹角的平分线上，距顶点 0.5~1 cm 处， • 以穿刺点为中心消毒穿刺皮肤，直径 5~6 cm，待干 • 取出注射器，固定针头 • 用左手食指压迫穿刺点远端，拇指拉紧穿刺点下方的皮肤固定颈静脉，右手持采血针看准颈静脉穿刺点以 45° 角待患儿哭啼颈静脉充盈时进针刺入血管 • 见回血后固定针头，抽取所需血量
	拔针固定	• 拔针，用无菌干棉球压迫穿刺处 5~10 min 至出血停止 • 用胶布固定 • 分离采血针与试管，沿试管壁缓慢摇晃，让血液充分混合 • 再次核对，撤去治疗巾，脱手套；协助患儿取舒适体位，予以相关知识宣教
	整理用物	• 整理衣服 • 分类处理用物
	洗手记录	• 洗手、取口罩 • 记录 • 据要求正确地处理血标本 • 报告操作完毕
综合评价	规范熟练	• 动作轻、稳、准确 • 操作熟练，在规定时间内完成
	关键环节	• 穿刺部位准确

四、评分标准

项目		要求	分值	得分	备注
素质要求（10 分）		• 服装、鞋帽整洁，仪表大方，举止端庄 • 微笑服务、态度和蔼、语言恰当	5 5		
操作前（10 分）	环境	• 室内光线充足、安静，温、湿度适宜	3		
	护士	• 衣帽整洁、洗手、戴口罩	2		
	物品	• 放置合理 • 物品准备齐全	2 3		
操作中（60 分）	评估	• 操作前评估患者项目全、准确	4		
	消毒	• 方法正确、规范	3		
	体位	• 注意患儿安全 • 协助患儿取合适卧位 • 充分暴露颈部	2 2 4		

续表

项目		要求	分值	得分	备注
操作中 （60 分）	穿刺	•选择合适血管 •消毒规范，方法正确 •进针方法正确，一次穿刺成功 •固定针头方法正确 •采血量合适 •头皮针连接采血试管方法正确	5 6 6 6 6 6		
	拔针	•按压时间够 •胶布固定有效 •交代注意事项全面	4 3 3		
操作后 （5 分）	整理	•床单位整洁	3		
	记录	•洗手，记录	2		
评价 （15 分）	操作流程	•操作步骤流畅，动作轻巧，熟练，掌握节力原则 •10 min 内完成，每超 30 s 扣 1 分	5 5		
	提问		5		
总分			100		

五、注意事项

1. 严格遵守无菌操作，防止感染。
2. 穿刺过程中应密切观察患儿面色、呼吸情况，发现异常立即停止穿刺并做相应处理。
3. 操作动作要迅速，以免患儿头部下垂时间太长，影响头部血液回流。
4. 抽血完毕应压迫穿刺部位，立即扶患儿坐起，减轻头部静脉压，以防出现血肿。
5. 穿刺后观察局部有无活动性出血。
6. 按压针眼时切忌一压一松，按压力度要适宜。
7. 此操作 2 人以上完成。
8. 新生儿颈部较短，操作困难，故一般不用此法。

（熊艳芬）

任务八　更换尿布技术

一、实训目标

能完成婴幼儿尿布更换。

二、实训用物

治疗车、大小适宜的纸尿裤、湿纸巾、鞣酸软膏、棉签、弯盘，必要时备温水一盆和毛巾，医嘱单、记录单；速干手消毒剂、医疗垃圾桶、生活垃圾桶。

三、操作标准及技术要求

操作目的：了解患儿喂养情况、每日大小便规律；保持臀部皮肤清洁、干燥，提高舒适度，预防尿布皮炎。

项目	项目内容	技术要求
素质要求	仪表举止	•仪表大方，举止端庄，态度和蔼，面带微笑
	服装服饰	•服装、鞋帽整洁，发型、着装符合要求
操作准备	环境准备	•室内光线充足、安静，温、湿度适宜
	用物准备	•备齐用物按操作顺序放于护理车上，推至患儿床旁
	护士准备	•洗手（七步洗手法）、戴口罩
操作流程	评估解释	•核对患儿床号、姓名、住院号 •评估婴儿臀部皮肤情况 •向家长解释更换尿布的目的、操作过程及注意事项，取得合作
	解旧尿布	•洗手、戴口罩，温暖双手 •携用物至床旁，将婴儿抱至操作台上 •打开包被，注意保暖 •解开污湿的纸尿裤 •一手握住婴儿的双脚轻轻提起（一手指夹于两脚之间），露出臀部 •一手用纸尿裤清洁端从前往后轻轻擦拭会阴及臀部，再将纸尿裤对折盖住污湿部分，垫于臀下
	清洁皮肤	•用湿纸巾从前往后擦净会阴及臀部，用干纸巾轻轻吸干水分 •必要时用温水清洗 •涂鞣酸软膏至其被皮肤吸收 •取出污湿纸尿裤 •将污湿部分卷折在内，放于生活垃圾桶内（有传染病患儿的尿布，应放入医疗垃圾桶内）
	穿新尿布	•打开纸尿裤，型号、松紧度适宜 •一手轻提婴儿双脚使臀部抬高，将清洁纸尿裤放于臀下，放下双脚，将纸尿裤两端拉平、上折、粘贴，用食指将双侧大腿根部的松紧布捋平。兜好纸尿裤，松紧适宜 •新生儿脐带未脱落时，可将尿片前部的上端向下折，保持脐带残端处于暴露状态
	整理用物	•整理衣服，还原包被，整理操作台，盖好被子 •分类处理用物，观察大便有无异常
	洗手记录	•洗手、取口罩 •记录 •报告操作完毕

续表

项目	项目内容	技术要求
综合评价	规范熟练	• 动作轻、稳、准确 • 操作熟练，在规定时间内完成
	关键环节	• 皮肤清洁准确

四、评分标准

项目		要求	分值	得分	备注
素质要求 （10 分）		• 服装、鞋帽整洁，仪表大方，举止端庄 • 微笑服务、态度和蔼、语言恰当	5 5		
操作前 （10 分）	环境	• 室内光线充足、安静，温、湿度适宜	3		
	护士	• 衣帽整洁、洗手、戴口罩	2		
	物品	• 放置合理 • 物品准备齐全	2 3		
操作中 （60 分）	评估	• 操作前评估患者项目全、准确	10		
	解尿布	• 方法正确、规范	5		
	清洁	• 注意患儿安全、保暖 • 协助患儿取合适卧位 • 清洁手法正确、规范	5 5 10		
	穿尿布	• 规范，方法正确	25		
操作后 （5 分）	整理	• 操作台整洁	3		
	记录	• 洗手，记录	2		
评价 （15 分）	操作流程	• 操作步骤流畅，动作轻巧，熟练，掌握节力原则 •10 min 内完成，每超 30 s 扣 1 分	5 5		
	提问		5		
总分			100		

五、注意事项

1. 应根据年龄、身长、体重选择合适的纸尿裤，并应做到勤更换。
2. 动作应轻、快，避免暴露婴儿上半身，以免受凉。
3. 禁止将婴儿单独留在操作台上，始终确保一只手与婴儿接触，防止婴儿翻滚坠落。
4. 男婴要确保阴茎指向下方，避免尿液从尿片上方漏出。
5. 纸尿裤两侧的胶带粘贴松紧适宜，防止因过紧而影响活动或过松造成大便外溢。

（熊艳芬）

任务九　新生儿脐部护理技术

一、实训目标

1. 能完成新生儿脐部护理。
2. 培养无菌观念。

二、实训用物

操作台、治疗车、清洁治疗盘、弯盘、医用棉签、75%乙醇溶液、消毒纱布、速干手消毒剂、医疗垃圾桶、外用药(如 0.5%碘伏、3%过氧化氢溶液、5%~10%硝酸银溶液等)、医嘱单、记录单。

三、操作标准及技术要求

操作目的:保持脐部清洁,预防新生儿脐炎。

项目	项目内容	技术要求
素质要求	仪表举止	•仪表大方,举止端庄,态度和蔼,面带微笑
	服装服饰	•服装、鞋帽整洁,发型、着装符合要求
操作准备	环境准备	•室内光线充足、安静,温、湿度适宜
	用物准备	•备齐用物按操作顺序放于护理车上,推至患儿床旁
	护士准备	•洗手(七步洗手法)、戴口罩
操作流程	评估解释	•双人核对医嘱 •患儿床号、姓名、住院号,调节室温 •评估新生儿脐部是否干燥,有无红肿、渗血、分泌物及异常气味 •向家长解释脐部护理的目的、操作过程及注意事项
	暴露脐部	•洗手,戴口罩 •将婴儿抱至操作台上置于合适体位 •打开纸尿裤,露出脐部,其他部位注意遮挡、保暖 •左手拇、示指绷紧脐窝周围皮肤或轻提脐带结扎线暴露脐根部
	消毒脐部	•左手拇、示指绷紧脐窝周围皮肤或轻提脐带结扎线暴露脐根部,根据不同情况给予相应的脐部护理 (1)脐带未脱落前:若出现渗血,则需要重新结扎止血;若无渗血,只需每日用 75%的乙醇溶液棉签从脐带根部由内向外环形消毒,消毒范围包括脐带残段、脐带根部及脐带周围。再以相同的方法用碘伏消毒 1 遍,保持局部干燥(必要时可用干棉签),等待其自然脱落 (2)脐带脱落后:若有渗液者可涂 75%乙醇溶液;若有脓性分泌物,先用 3%过氧化氢溶液清洗,然后涂以 0.5%碘伏;若有肉芽组织可用 5%~10%硝酸银溶液点灼 •操作过程中随时观察婴儿病情变化(口述)

续表

项目	项目内容	技术要求
操作流程	包裹核对	•检查有无大小便，必要时给予更换尿裤
		•操作完毕将新生儿包裹好 •再次核对
	整理用物	•整理衣服，整理操作台床单位 •分类处理用物
	洗手记录	•洗手 •记录 •报告操作完毕
综合评价	规范熟练	•动作轻、稳、准确 •操作熟练，在规定时间内完成
	关键环节	•判断脐部状况准确

四、评分标准

项目		要求	分值	得分	备注
素质要求（10分）		•服装、鞋帽整洁，仪表大方，举止端庄 •微笑服务、态度和蔼、语言恰当	5 5		
操作前（10分）	环境	•室内光线充足、安静，温、湿度适宜	3		
	护士	•衣帽整洁、洗手、戴口罩	2		
	物品	•放置合理 •物品准备齐全	2 3		
操作中（60分）	评估	•操作前评估患者项目全、准确	5		
	暴露	•方法正确、规范 •协助患儿取合适卧位	5 5		
	消毒	•注意患儿安全、保暖 •正确判断脐部情况 •准确选择消毒剂 •消毒手法正确、规范	5 8 7 20		
	包裹	•包裹方法正确、规范 •核对无误	3 2		
操作后（5分）	整理	•床单位整洁	3		
	记录	•洗手，记录	2		
评价（15分）	操作流程	•操作步骤流畅，动作轻巧，熟练，掌握节力原则 •10 min 内完成，每超 30 s 扣 1 分	5 5		
	提问		5		
总分			100		

五、注意事项

1. 脐带未脱落前，勿强行剥落，应每日护理 1 次，直至脱落。
2. 新生儿使用尿布时注意勿让其超越脐部，以免尿粪污染脐部。
3. 使用硝酸银溶液点灼时，注意勿烧灼正常组织。

（侯晓山）

任务十　婴儿盆浴技术

一、实训目标

1. 能独立完成婴儿盆浴。
2. 培养安全意识。

二、实训用物

浴盆（内盛 2/3 满的热水，水温 37~39 ℃，用于降温时，水温低于体温 1 ℃，备水时水温稍高 2~3 ℃）、水温计、婴儿沐浴液、洗发液、大小毛巾、婴儿尿布及衣服、包被、棉签、碘伏、鞣酸软膏、婴儿秤、弯盘，根据需要备液体石蜡、指甲剪等，医嘱单、记录单。

三、操作标准及技术要求

操作目的：清洁皮肤，预防感染；协助皮肤散热，促进血液循环及新陈代谢，起到按摩、活动全身作用；同时可做体表检查，及时发现问题。

项目	项目内容	技术要求
素质要求	仪表举止	•仪表大方，举止端庄，态度和蔼，面带微笑
	服装服饰	•服装、鞋帽整洁，发型、着装符合要求
操作准备	环境准备	•室内光线充足、安静，温、湿度适宜
	用物准备	•备齐用物按操作顺序放于护理车上，推至患儿床旁
	护士准备	•洗手（七步洗手法）、戴口罩、穿清洁围裙

续表

项目	项目内容	技术要求
操作流程	评估解释	•核对患儿床号、姓名、住院号(双腕带)、生殖器 •评估婴儿身体情况,特别是皮肤情况 •向家长解释盆浴的目的、操作过程及注意事项
	测量体重	•洗手、戴口罩,温暖双手,调节室温 26~28 ℃ •将婴儿抱至操作台上(带软垫,垫温暖毛巾被) •脱去衣服,保留尿布,用大毛巾包裹全身,测体重并记录
	洗头面部	•浴盆装温热水,用水温计测量水温,38~42 ℃ •抱起婴儿,用左前臂托住婴儿背部,左手掌托住头颈部,拇指与中指分别将婴儿双耳廓折向前轻轻按住,堵住外耳道口。左臂及腋下夹住婴儿臀部及下肢,将头移至盆边 •一手扶住婴儿头部,另一手用小毛巾由内眦向外眦擦洗婴儿双眼,接着擦洗面部,然后擦耳(注意耳后皮肤皱褶处的擦洗),必要时用棉签清洁鼻孔 •右手用洗发液搓洗头部,清水洗净,并用毛巾擦干
	洗躯干四肢	•解开毛巾,去掉尿布 •左手握住婴儿左肩及腋窝处,使头颈部枕于操作者左前臂;用右手握住婴儿左腿靠近腹股沟处,轻轻将婴儿放入水中 •保持左手的握持状态,右手抹沐浴液,按顺序洗颈下、胸、腹、腋下、上肢、手、会阴、下肢,边洗边冲净沐浴液 •用右手从婴儿前方握住婴儿左肩及腋窝处,使其头颈部俯于操作者右前臂,左手抹沐浴液清洗婴儿后颈、背部、臀部,边洗边冲净沐浴液
	擦干整理	•将婴儿按放入水中的方法从水中抱出,迅速用大毛巾包裹全身并吸干水分 •脐带未脱落者用碘伏消毒,范围包括脐带残端和脐周 •臀部擦护臀膏或鞣酸软膏 •包好尿布、穿衣 •再次核对手患儿信息,放回婴儿床
	整理用物	•整理衣服,整理床单位 •分类处理用物
	洗手记录	•洗手、取口罩 •记录 •报告操作完毕
综合评价	规范熟练	•动作轻、稳、准确 •操作熟练,在规定时间内完成
	关键环节	•洗浴手法、顺序正确、规范

四、评分标准

项目	要求	分值	得分	备注
素质要求 (10分)	•服装、鞋帽整洁,仪表大方,举止端庄 •微笑服务、态度和蔼、语言恰当	5 5		

续表

项目		要求	分值	得分	备注
操作前（10 分）	环境	•室内光线充足、安静，温、湿度适宜	3		
	护士	•衣帽整洁、洗手、戴口罩	2		
	物品	•放置合理 •物品准备齐全	2 3		
操作中（60 分）	评估	•操作前评估患者项目全、准确	2		
	称重	•方法正确、规范	3		
	洗浴	•注意患儿安全、保暖 •洗浴手法正确、规范 •洗浴顺序正确	10 10 10		
	擦干	•出水手法正确、规范 •注意安全、保暖 •脐部护理得当 •臀部护理得当	5 5 5 5		
	穿衣	•穿衣、穿尿布方法正确、规范 •核对无误	3 2		
操作后（5 分）	整理	•床单位整洁	3		
	记录	•洗手，记录	2		
评价（15 分）	操作流程	•操作步骤流畅，动作轻巧，熟练，掌握节力原则 •10 min 内完成，每超 30 s 扣 1 分	5 5		
	提问		5		
总分			100		

五、注意事项

1. 动作要轻快，注意保暖，避免受凉；注意水温，防止烫伤。

2. 应在喂乳前或喂乳后 1 小时进行沐浴，以免呕吐。

3. 观察婴儿全身情况，有异常及时报告和处理。沐浴过程中，注意观察婴儿面色、呼吸，如有异常，停止操作。

4. 注意保护未脱落的脐带残端，避免脐部被水浸泡或被污水污染，可使用脐带贴保护脐部。

5. 眼、耳内不得有水或泡沫进入。

6. 不可用力去除婴儿头部皮脂结痂，可涂液状石蜡、植物油等，待痂皮软化后清洗。

（侯晓山）

任务十一　温箱使用技术

一、实训目标

能独立完成温箱使用。

二、实训用物

温箱、清洁的床单、枕头、医嘱单、记录单

三、操作标准及技术要求

操作目的：提供适宜的环境温度，使患儿体温维持在正常范围；皮肤受损患儿暴露患处皮肤，保持局部干燥，减少摩擦损伤，促进愈合。

项目	项目内容	技术要求
素质要求	仪表举止	•仪表大方，举止端庄，态度和蔼，面带微笑
	服装服饰	•服装、鞋帽整洁，发型、着装符合要求
操作准备	环境准备	•室内光线充足、安静，温、湿度适宜
	用物准备	•备齐用物按操作顺序放于护理车上，推至患儿床旁
	护士准备	•洗手（七步洗手法）、戴口罩
操作流程	评估解释	•双人核对医嘱，执行单 •双人核对患儿信息 •评估患儿体温、胎龄、出生体重、日龄等 •向家长解释使用温箱的目的、操作过程及注意事项
	准备温箱	•洗手，戴口罩 •准备温箱，检查温箱各个部件性能，清洁消毒温箱，铺好婴儿床垫，床罩及包布，关好所有有机玻璃门 •水槽内加无菌注射用水至上下水位线 •携用物至温箱床旁，双人再次核对患儿信息 •接通电源，打开电源开关，检查各仪表显示是否正常 •根据患儿病情、体重设定温箱温度；调节湿度，使其保持在55%~65%
	放入温箱	•温箱达到设定温度，再次核对患儿 •更换尿裤、单衣后将患儿放入预热好的温箱，取合适卧位 •如果使用温箱的肤控模式调节箱温时，应将温度探头置患儿腹部较平坦处，通常用胶布固定探头于上腹部，一般设置控制探头肤温在36~36.5 ℃之间 •关闭箱门

续表

项目	项目内容	技术要求
操作流程	入箱护理	• 口述 （1）监测体温：在最初 2 h，应 30~60 min 测量体温 1 次，体温稳定后，1~4 h 测体温 1 次，记录箱温和患儿体温；注意保持体温在 36~37 ℃ （2）根据体温调节箱温，做好记录 （3）每日清洁温箱，更换水槽内注射用水 （4）各项治疗、护理尽量在温箱内集中进行，避免过多搬运患儿 （5）密切观察生命体征变化，观察箱温和使用情况
	出箱标准	• 体重达 2 000 g 以上，室温 22~24 ℃时能维持正常体温，一般情况良好，吸吮良好有力者 • 体重虽不到 2 000 g，一般情况良好，并且在 32 ℃温箱内，患儿穿单衣能保持正常体温
	整理用物	• 双人再次核对，签名，记录 • 处理用物 • 出箱后，温箱按照终末消毒处理
	洗手记录	• 洗手 • 记录于护理记录单 • 报告操作完毕
综合评价	规范熟练	• 动作轻、稳、准确 • 操作熟练，在规定时间内完成
	关键环节	• 温箱温度设定与管理

四、评分标准

项目		要求	分值	得分	备注
素质要求 （10 分）		• 服装、鞋帽整洁，仪表大方，举止端庄 • 微笑服务、态度和蔼、语言恰当	5 5		
操作前 （10 分）	环境	• 室内光线充足、安静，温、湿度适宜	3		
	护士	• 衣帽整洁、洗手、戴口罩	2		
	物品	• 放置合理 • 物品准备齐全	2 3		
操作中 （60 分）	评估	• 操作前评估患者项目全、准确	2		
	预热	• 方法正确、规范	3		
	入箱	• 温箱温度适宜 • 患儿穿着合适 • 温箱探头放置、调节正确、规范 • 准确监测体温 • 护理操作尽量在箱内完成	8 6 10 8 8		
	出箱	• 出箱标准 • 消毒温箱正确、规范	5 5		
	穿衣	• 穿衣、穿尿布方法正确、规范 • 核对无误	3 2		

续表

项目		要求	分值	得分	备注
操作后（5分）	整理	• 温箱整洁	3		
	记录	• 洗手，记录	2		
评价（15分）	操作流程	• 操作步骤流畅，动作轻巧，熟练，掌握节力原则 •10 min 内完成，每超 30 s 扣 1 分	5 5		
	提问		5		
总分			100		

五、注意事项

1. 注意观察患儿情况，经常检查温箱工作是否正常，并及时排除故障，严禁骤然提高温箱温度，以免患儿体温上升造成不良后果。

2. 温箱所在房间室温应维持在 22~26 ℃之间，以减少辐射散热；温箱应避免放置在阳光直射、有对流风或取暖设备附近，以减少环境温度对温箱的影响。

3. 接触患儿前，必须洗手，防止交叉感染。

4. 保持温箱的清洁，每天清洁温箱，并更换蒸馏水，每周更换温箱 1 次，彻底清洁、消毒，定期进行细菌监测。

（侯晓山）

任务十二　蓝光照射技术

一、实训目标

1. 能独立完成蓝光照射。
2. 培养安全意识、防护能力。

二、实训用物

光疗箱、遮光眼罩、光疗灯或光疗毯、光疗灯管和反射板、蒸馏水、医嘱单、记录单。

三、操作标准及技术要求

操作目的：用于新生儿高胆红素血症的辅助治疗，使患儿血中的间接胆红素氧化分解为水溶性胆红素，并随粪便、尿液排出体外。

项目	项目内容	技术要求
素质要求	仪表举止	• 仪表大方，举止端庄，态度和蔼，面带微笑
	服装服饰	• 服装、鞋帽整洁，发型、着装符合要求
操作准备	环境准备	• 室内光线充足、安静，温、湿度适宜
	用物准备	• 备齐用物按操作顺序放于护理车上，推至患儿床旁
	护士准备	• 洗手（七步洗手法）、戴口罩
操作流程	评估解释	• 双人核对医嘱，执行单 • 双人核对患儿全部信息 • 评估患儿日龄、体重、黄疸程度、胆红素浓度、反应等 • 向家长解释使用蓝光照射的目的、操作过程及注意事项
	预热光疗箱	• 清洁蓝光箱，水槽内加无菌注射用水至上下水位线 • 接通电源，打开电源开关，检查各项仪器显示是否正常及蓝光灯管亮度 • 洗手，戴口罩 • 携用物至患儿床旁，接通电源，预热光疗箱：调节箱温至患儿适中温度，将温湿度计放入箱内，调节湿度并保持在 50%~60%
	放入光疗箱	• 达到预热温度，双人核对患儿身份信息 • 戴眼罩，更换尿裤，遮盖会阴，患儿皮肤裸露放入预热好的光疗箱中 • 记录入箱时间及灯管开启时间
	安全防护	• 将患儿全身裸露，用尿布遮盖会阴部，男婴注意保护阴囊 • 佩戴遮光眼罩，避免光线损伤患儿的视网膜 • 剪短指甲，防止患儿烦躁抓破皮肤 • 双足外踝处用透明薄膜保护性粘贴，防止和光疗箱摩擦而擦破
	入箱护理	• 光疗时使患儿皮肤均匀受光，禁止在箱上放置杂物以免遮挡光线。若使用单面蓝光箱应每 2 h 更换体位 1 次 • 监测体温和箱温变化，每 4 h 测量体温 1 次或根据病情和体温情况随时测量，保持体温在 36~37 ℃，根据体温调节箱温 • 光疗时各项治疗、护理尽量在光疗箱内集中进行，避免过多搬动，并密切观察生命体征及皮肤完整性，四肢肌张力有无变化及黄疸进展程度并做好记录 • 光疗期间，应遵医嘱及时补充水分及营养，定时喂养，每 3 h 喂乳 1 次，两次喂乳间喂水 1 次，记录出入量；核黄素分解增加，应适当补充核黄素 • 光疗时需经常更换体位，仰卧、俯卧交替，常巡视防窒息 • 保持光疗箱的清洁
	出箱护理	• 测量体温，更换尿布，摘去眼罩，清洁全身皮肤 • 再次双人核对患儿身份信息 • 记录出箱时间及灯管使用时间 • 清洁消毒光疗设备
	整理用物	• 出箱后，按照终末消毒要求对光疗箱进行处理
	洗手记录	• 洗手，在护理记录单上做好记录 • 报告操作完毕
综合评价	规范熟练	• 动作轻、稳、准确 • 操作熟练，在规定时间内完成
	关键环节	• 入箱的安全防护要正确、规范 • 入箱后体温、不良反应等的观察与护理要全面、准确、及时

四、评分标准

项目		要求	分值	得分	备注
素质要求 （10 分）		• 服装、鞋帽整洁，仪表大方，举止端庄 • 微笑服务、态度和蔼、语言恰当	5 5		
操作前 （10 分）	环境	• 室内光线充足、安静，温、湿度适宜	3		
	护士	• 衣帽整洁、洗手、戴口罩	2		
	物品	• 放置合理 • 物品准备齐全	2 3		
操作中 （60 分）	评估	• 操作前评估患者项目全、准确	2		
	预热	• 方法正确、规范	3		
	入箱	• 安全防护准确、规范 • 皮肤均匀照射 • 监测体温 • 注意观察预防光疗的不良反应 • 保持光疗箱清洁	8 6 10 8 8		
	出箱	• 评估、护理准确、规范 • 消毒光疗箱正确、规范	5 5		
	穿衣	• 穿衣、穿尿布方法正确、规范 • 核对无误	3 2		
操作后 （5 分）	整理	• 光疗箱整洁	3		
	记录	• 洗手，记录	2		
评价 （15 分）	操作流程	• 操作步骤流畅，动作轻巧，熟练，掌握节力原则 •10 min 内完成，每超 1 min 扣 1 分	5 5		
	提问		5		
总分			100		

五、注意事项

1. 患儿入箱前须进行皮肤清洁，忌在皮肤上涂粉剂和油类。

2. 光疗时随时观察患儿眼罩、会阴遮盖物有无脱落，注意皮肤有无破损。

3. 患儿光疗时较烦躁，容易移动体位，因此在光疗过程中，注意观察患儿在光疗箱中的位置，及时纠正不良体位。

4. 患儿如体温高于 37.8 ℃或者低于 35 ℃，暂时停止光疗，经处理体温正常后再继续光疗。

5. 光疗过程中患儿出现烦躁、嗜睡、高热、皮疹、呕吐、拒奶、腹泻及脱水等症状时，及时与医生联系，妥善处理。

6. 保持灯管及反射板的清洁，每日擦拭，防止灰尘影响光照强度。

7. 记录灯管使用时间，累计使用时间达到设备规定时限应及时更换。

（侯晓山）

任务十三　臀红护理技术

一、实训目标

能完成臀红护理。

二、实训用物

湿纸巾或温水及毛巾（有尿布皮炎备0.02%高锰酸钾溶液）、棉质尿布或一次性纸尿裤、棉签、弯盘，根据臀部皮肤情况备治疗药物（如5%鞣酸软膏、40%氧化锌油、达克宁霜等），红外线灯或鹅颈灯、医嘱单、记录单。

三、操作标准及技术要求

操作目的：为臀红患儿实施有效的护理措施，缩短患儿臀红的康复时间，减轻患儿痛苦。

项目	项目内容	技术要求
素质要求	仪表举止	• 仪表大方，举止端庄，态度和蔼，面带微笑
	服装服饰	• 服装、鞋帽整洁，发型、着装符合要求
操作准备	环境准备	• 室内光线充足、安静，温、湿度适宜
	用物准备	• 备齐用物按操作顺序放于护理车上，推至患儿床旁
	护士准备	• 洗手（七步洗手法）、戴口罩
操作流程	评估解释	• 双人核对患儿身份信息 • 评估婴儿臀部皮肤情况 • 向家长解释操作的目的、操作过程及注意事项，取得合作
	解旧尿布	• 将婴儿抱至操作台上 • 打开包被，注意保暖，解开尿布
	护理臀部皮肤	• 清洗臀部：用温水清洗患儿臀部，避免用毛巾擦揉，禁用肥皂，洗净后用浴巾吸干 • 将清洁尿布垫于臀下，使臀部暴露于空气或阳光下10~20 min（在适宜的气温和室温下进行） • 臀红严重者也可用红外线灯照射臀部，灯泡功率25~40 W，灯泡距臀部患处30~50 cm，照射15~20 min，防烫伤 • 将蘸有油类或药膏的棉签贴在皮肤上轻轻滚动，均匀涂药 • 口述：加强患儿全身营养，再结合糜烂程度进行处理，促进患儿皮肤愈合

续表

项目	项目内容	技术要求
操作流程	还原包被	• 更换尿布，整理衣服 • 再次双人核对 • 还原包被
	整理用物	• 整理床单位 • 分类处理用物
	洗手记录	• 洗手 • 记录 • 报告操作完毕
综合评价	规范熟练	• 动作轻、稳、准确 • 操作熟练，在规定时间内完成
	关键环节	• 臀部皮肤护理正确、规范

四、评分标准

项目		要求	分值	得分	备注
素质要求（10 分）		• 服装、鞋帽整洁，仪表大方，举止端庄 • 微笑服务、态度和蔼、语言恰当	5 5		
操作前（10 分）	环境	• 室内光线充足、安静，温、湿度适宜	3		
	护士	• 衣帽整洁、洗手、戴口罩	2		
	物品	• 放置合理 • 物品准备齐全	2 3		
操作中（60 分）	评估	• 操作前评估患者项目全、准确	10		
	解尿布	• 手法正确、规范	5		
	皮肤护理	• 注意患儿安全、保暖 • 选择臀部皮肤护理方法准确，方法使用准确、规范 • 协助患儿取合适卧位 • 涂药手法正确、规范	7 20 6 7		
	还原	• 规范，方法正确	5		
操作后（5 分）	整理	• 操作台整洁	3		
	记录	• 洗手，记录	2		
评价（15 分）	操作流程	• 操作步骤流畅，动作轻巧，熟练，掌握节力原则 •10 min 内完成，每超 30 s 扣 1 分	5 5		
	提问		5		
总分			100		

五、注意事项

1. 臀部皮肤破溃或糜烂时禁用肥皂水，清洗时用手蘸水冲洗，避免用小毛巾直接擦洗。涂抹油类或药膏时，应使棉签贴在皮肤上轻轻滚动，不可上下涂刷，以免加剧疼痛和导致脱皮。

2. 暴露时应注意保暖，避免受凉，一般每日 2~3 次；照射时应有护士守护患儿，避免烫伤，一般每日 2 次。

3. 根据臀部皮肤受损程度选择油类或药膏：轻度臀红，涂 5%鞣酸软膏或 40%氧化锌油；重Ⅰ、Ⅱ度臀红，涂鱼肝油软膏；重Ⅲ度臀红，涂鱼肝油软膏或康复新溶液，每日 3~4 次。继发细菌或真菌感染时，可用 0.02%高锰酸钾溶液冲洗吸干，然后涂硝酸咪康唑霜（达克宁霜），每日 2 次，用至局部感染控制。红斑性损害时可涂炉甘石洗剂；渗液多时可用 2%硼酸溶液或复方硫锌酸铜溶液湿敷。

4. 保持臀部清洁干燥，重度臀红者所用尿布应煮沸、消毒液浸泡或阳光下曝晒以消灭细菌。

（侯晓山）

任务十四　儿童心肺复苏技术

一、实训目标

1. 能进行儿童心肺复苏。
2. 培养急救意识与能力。

二、实训用物

胸外按压板、简易呼吸器、吸氧装置、纱布、弯盘、听诊器、血压计、除颤仪、急救车、手电筒、医嘱单、记录单。

三、操作标准及技术要求

操作目的：尽快建立和恢复新生儿的循环和呼吸功能，保护中枢神经系统。

项目	项目内容	技术要求
素质要求	仪表举止	•仪表大方，举止端庄，态度和蔼，面带微笑
	服装服饰	•服装、鞋帽整洁，发型、着装符合要求

续表

项目	项目内容	技术要求
操作准备	环境准备	•室内光线充足、安静,温、湿度适宜
	用物准备	•备齐用物按操作顺序放于护理车上,推至患儿床旁
	护士准备	•洗手(七步洗手法)、戴口罩
操作流程	评估环境	•评估现场抢救环境的安全性
	判断意识	•迅速轻拍患儿双肩(婴儿可拍打足底),附在双侧耳边大声呼叫,无反应,不呼吸或仅仅是喘息 •立即计时 •启动急救系统,呼叫其他医护人员,准备急救车和除颤仪,并迅速置患儿于复苏体位
	胸外按压	•按压部位:婴儿为两乳头连线中点下一指处的胸骨,儿童为两乳头连线之间的胸骨 •按压方法:①婴儿(1个月~1岁):一手托住患儿背部,将另一手两手指置于乳头连线下一指处进行按压,或两手掌及四手指托住两侧背部,双手大拇指按压;②儿童(1~8岁):可用一只手固定患儿头部,另一手掌根部置于胸骨下半段(避开剑突),手掌根的长轴与胸骨的长轴一致按压 •按压频率:每分钟至少100次 •按压幅度:至少为胸廓前后径的1/3,婴儿大约是4 cm,儿童大约是5 cm,保证每次按压后胸廓回弹 •持续按压:尽可能减少胸外按压的中断,将中断控制在10 s以内 •按压-通气比率:单人操作为30∶2,双人操作为15∶2,新生儿为3∶1
	人工呼吸	•去除气道内的分泌物、异物或呕吐物后开放气道,开放气道采用仰头抬颌法或双手托颌法 •口对口人工呼吸:操作者先深吸一口气,如患儿是1岁以下婴儿,将口罩住婴儿的鼻和口;如果是较大的婴儿或儿童,用口罩住患儿口,拇指和示指捏紧患儿的鼻子,保持其头后倾;将气吹入,同时可见患儿胸廓抬起。停止吹气后,放开鼻孔,使患儿自然呼气,排出肺内气体。吹气频率:儿童18~20次/min,婴幼儿为30~40次/min •复苏囊通气:婴幼儿可用气囊面罩通气,操作时将连接于复苏囊的面罩覆盖于患儿的口鼻,面罩大小应该能保证将空气密闭在面部,从鼻梁到下颌间隙盖住口鼻,但露出眼睛 •气管内插管人工呼吸法:当需要持久通气时,或面罩吸氧不能提供足够通气时,就需要用气管内插管代替面罩吸氧。插管后可继续进行气囊加压通气,或连接人工呼吸机进行机械通气
	评价效果	•每5个循环后重新判断大动脉搏动是否恢复 •心肺复苏有效的指征:①大动脉搏动扪及;②散大的瞳孔开始缩小,对光反射恢复;③口唇、甲床颜色逐渐恢复红润;④自主呼吸恢复
	整理用物	•记录时间 •安置患儿合适体位,严密观察患儿生命体征,必要时给予高级生命支持 •整理床单位,对患者及家属进行安慰和指导 •分类处理用物
	洗手记录	•洗手 •记录抢救过程 •报告操作完毕
综合评价	规范熟练	•动作轻、稳、准确 •操作熟练,在规定时间内完成
	关键环节	•正确按压

四、评分标准

项目		要求	分值	得分	备注
素质要求（10 分）		•服装、鞋帽整洁，仪表大方，举止端庄 •微笑服务、态度和蔼、语言恰当	5 5		
操作前（10 分）	环境	•室内光线充足、安静，温、湿度适宜	3		
	护士	•衣帽整洁、洗手、戴口罩	2		
	物品	•放置合理 •物品准备齐全	2 3		
操作中（60 分）	评估	•操作前评估环境准确	5		
	判断	•手法正确、规范、及时 •计时 •迅速急救系统	6 2 2		
	按压	•定位准确 •深度准确 •频率正确 •按压-通气比率正确	5 5 5 5		
	通气	•开放气道正确、规范 •人工呼吸方法正确 •频率正确 •通气量适宜	5 5 5 5		
	评估	•操作后评估效果	5		
操作后（5 分）	整理	•床单位整洁	3		
	记录	•洗手，记录	2		
评价（15 分）	操作流程	•操作步骤流畅，动作轻巧，熟练，掌握节力原则 •5 min 内完成，每超 30 s 扣 1 分	5 5		
	提问		5		
总分			100		

五、注意事项

1. 按压部位不宜过低，以免损伤肝、胃等内脏。压力要适宜，过轻不足以推动血液循环；过重会使胸骨骨折，可能引起气胸或血胸。

2. 按压时尽量减少中断，保证每次按压后胸廓回弹。保证按压频率及按压深度。肘关节伸直，凭借体重，肩臂的力量垂直向患儿脊柱方向挤压。

3. 让患者仰头，使患者口腔和咽喉的长轴呈直线，防止舌头阻塞气道口，保持气道通畅。

4. 吹气力量不宜过大，时间不宜过长，以免发生急性胃扩张。同时观察患儿气道是否通畅，胸腔是否被吹起。

5. 新生儿心肺复苏流程为 A-B-C。

（侯晓山）

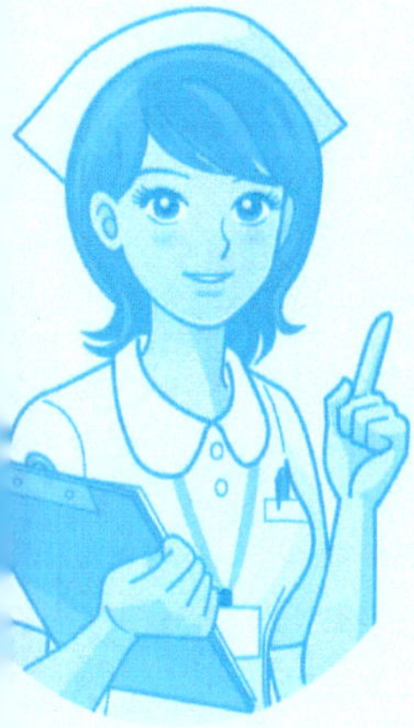

模块六

急危重症护理

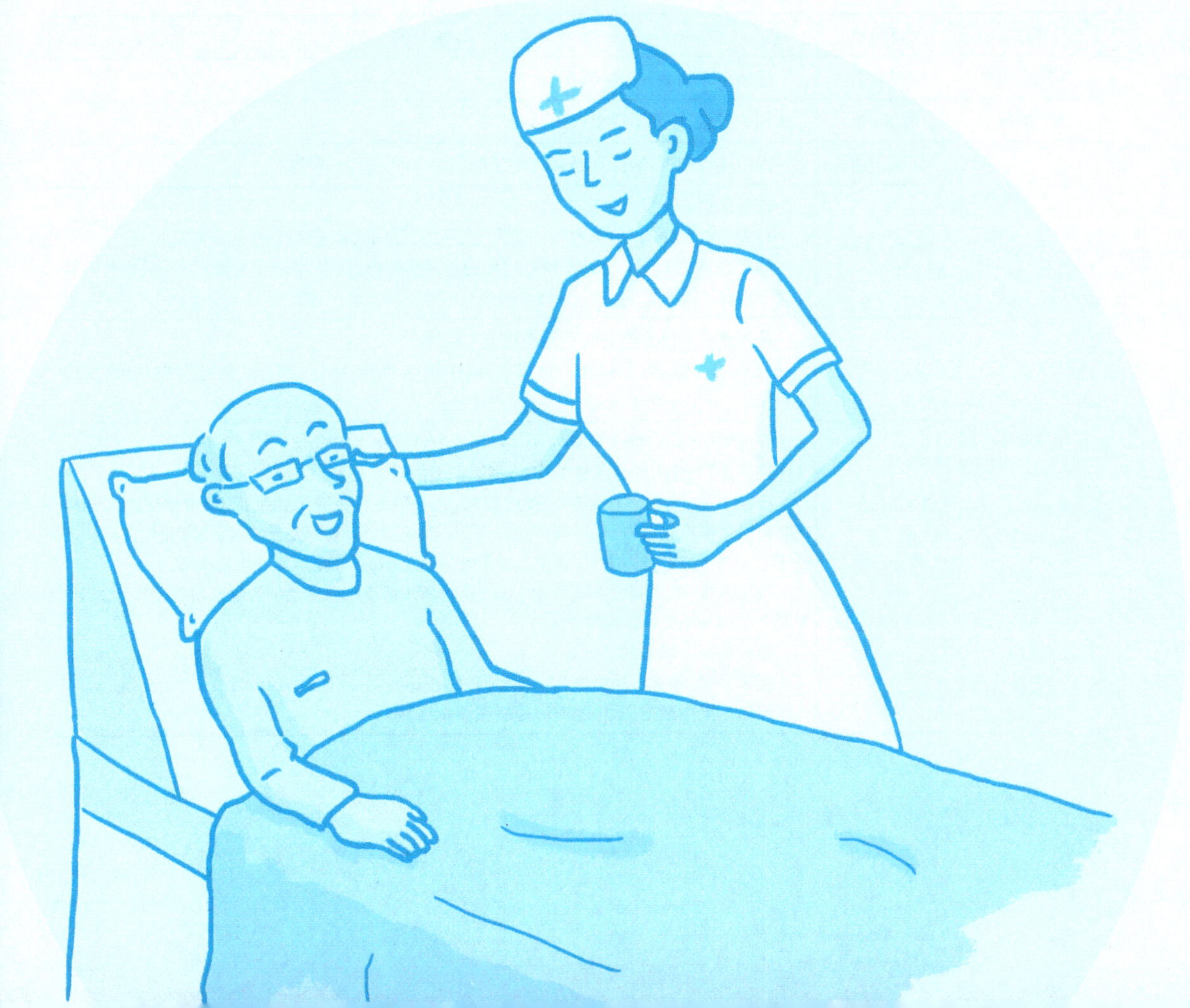

任务一　心肺复苏技术(成人)

一、实训目标

1. 学会心搏骤停患者的判断方法及现场急救技术。
2. 培养学生的急救意识和团队协作能力。

二、实训用物

心肺复苏模拟人、大治疗盘、纱布、免水洗手消毒凝胶、手电筒、弯盘、记录卡、笔、挂表。

三、操作标准及技术要求

操作目的:对任何原因所致的心跳骤停现场急救,为进一步复苏创造条件。

项目	项目内容	技术要求
素质要求	仪表举止	•着装干净整洁,态度严肃认真
操作准备	用物准备	•用物齐全,按要求放置
操作流程	环境评估	•操作环境扫视,确保现场对施救者和患者均是安全的;报告安全
	判断与呼救	•检查患者有无反应 •检查是否无呼吸(终末叹气应视为无呼吸),并同时检查脉搏,5~10 s 完成 •确认患者意识丧失,立即呼叫,启动应急反应系统,取得 AED 等急救设备(或请旁人帮忙获得),记录时间
	安置体位	•确保患者仰卧在坚固的平坦表面上 •去枕,头、颈、躯干在同一轴线上,双手放于两侧,身体无扭曲,注意保护颈椎、腰椎(口述)
	胸外心脏按压	•在患者一侧(右侧),解开衣领、腰带,充分暴露患者胸腹部 •按压部位:患者两乳头连线中点/胸骨切迹两横指上方 •按压方法:一手掌根部放于按压部位,另一手平行重叠于此手背上,十指交扣离开胸壁,只以掌根部接触按压处:双臂位于患者胸骨正上方,双肘关节伸直,使肩、肘、腕在一条直线上,并与患者身体垂直,利用上身重量垂直下压;手掌根不离开患者胸部 •按压深度:成人胸骨下陷至少 5 cm;婴儿和儿童按压深度至少为胸部前后径尺寸的 1/3(婴儿约为 4 cm,儿童约为 5 cm) •按压速率:100~120 次/min •胸廓回弹:每次按压后使胸廓充分回弹(按压时间:放松时间=1∶1) •尽量不要中断按压,中断时间控制在 5~10 s 内

续表

项目	项目内容	技术要求
操作流程	开放气道	•如有明确呼吸道分泌物，应当清理患者呼吸道，取下活动义齿 •仰头提颌法开放气道：左手小鱼际置于患者前额向后下方施力，使头充分后仰；右手食指、中指将颌部向上抬起，使耳垂与下颌角连线与地面垂直。（怀疑患者头、颈部损伤时使用托举下颌法）
	人工呼吸	•立即给予人工呼吸 2 次 •现场无气囊时，采用口对口人工呼吸：送气时捏住患者鼻子，呼气时松开，送气时间为 1 s 以上，见明显的胸廓起伏即可 •现场有气囊时，将简易呼吸器连接氧气，氧流量 8~10 L/min。一手以"CE"法固定面罩，另一手挤压呼吸器，每次送气 400~600 ml，频率 10~12 次/min •人工呼吸时应产生明显的胸廓隆起，避免过度通气（以 400~600 ml 为宜） •吹气同时，观察胸廓情况 •按压与人工呼吸之比为 30：2，连续 5 个循环
	判断复苏效果	操作 5 个循环后，判断并报告复苏效果 •颈动脉恢复搏动（定位，判断时间 5~10 s 之间，报告结果） •自主呼吸恢复 •散大的瞳孔缩小，对光反射存在 （对光手法，注意遮挡，照射时间不少于 1 s） •面色、口唇、甲床和皮肤色泽转红，昏迷变浅，出现反射、挣扎或躁动 •如已恢复，进行进一步生命支持；如未恢复，继续上述操作，直至有条件进行高级生命支持。
	整理记录	•整理用物，分类放置 •七步洗手 •记录患者病情变化和抢救情况
综合评价	复苏评价	•正确完成 5 个循环复苏，人工呼吸与心脏按压指标显示有效
	关键环节	•抢救及时，程序正确，操作规范，动作迅速 •注意保护患者安全和职业防护 •按时完成（5 min）

四、评分标准

项目		要求	分值	得分	备注
素质要求（3 分）		•着装整洁规范、态度严肃认真	3		
操作前（16 分）	评估环境	•操作环境扫视，确保现场对施救者和患者均是安全的；报告安全	2		
	判断与呼救	•检查患者有无反应 •检查是否无呼吸（终末叹气应视为无呼吸），并同时检查脉搏，5~10 s 完成 •确认患者意识丧失，立即呼叫，启动应急反应系统，取得 AED 等急救设备（或请旁人帮忙获得），记录时间	3 2 3		
	安置体位	•确保患者仰卧在坚固的平坦表面上 •去枕，头、颈、躯干在同一轴线上，双手放于两侧，身体无扭曲，注意保护颈椎、腰椎（口述）	2 4		

续表

项目		要求	分值	得分	备注
操作中（48分）	胸外心脏按压	•在患者右侧，解开衣领、腰带，充分暴露患者胸腹部 •按压部位：患者两乳头连线中点/胸骨切迹两横指上方 •按压方法：手掌根部重叠，手指翘起，两臂伸直，使双肩位于双手的正上方垂直向下用力快速按压 •按压深度：5~6 cm •按压速率：100~120 次/min •胸廓回弹：每次按压后使胸廓充分回弹（按压时间：放松时间为 1：1） •尽量不要按压中断：中断时间控制在 5~10 s 内	2 2 4 4 4 4 4		
	开放气道	•如有明确呼吸道分泌物，应当清理患者呼吸道，取下活动义齿 •仰头提颌法（怀疑患者头部或颈部损伤时使用推举下颌法），充分开放气道	2 2		
	人工呼吸	•立即给予人工呼吸 2 次 •送气时捏住患者鼻子，呼气时松开，送气时间为 1 s，见明显的胸廓起伏即可 •施以人工呼吸时应产生明显的胸廓隆起，避免过度通气（以 400~600 ml 为宜） •吹气同时，观察胸廓情况 •按压与人工呼吸之比为 30：2，连续 5 个循环	2 2 2 2 2		
	判断报告	•颈动脉恢复搏动（定位，5~10 s 之间，报告结果） •自主呼吸恢复 •散大的瞳孔缩小，对光反射存在 （对光手法，注意遮挡，照射时间不少于 1 s） •面色、口唇、甲床和皮肤色泽转红，昏迷变浅，出现反射、挣扎或躁动	2 2 2 4		
操作后（6分）	整理记录	•整理用物，分类放置 •七步洗手 •记录患者病情变化和抢救情况	2 2 2		
综合评价（27分）	复苏评价	•正确完成 5 个循环复苏，人工呼吸与心脏按压指标显示有效	20		
	关键环节	•抢救及时，程序正确，操作规范，动作迅速 •注意保护患者安全和职业防护 •按时完成（5 min）	2 2 3		
总分			100		

五、注意事项

1. 胸外按压时要确保足够的频率及深度，尽可能减少胸外按压中断，每次按压后让胸廓充分回弹，保证心脏得到充分的血液回流。

2. 按压时肩、肘、腕位于一条直线上，与患者身体长轴垂直，手掌根不离开胸壁。

3. 人工呼吸时送气量不宜过大，避免过度通气及胃部胀气。

（王玉珮）

任务二 海姆利希（海姆立克）手法急救技术（成人立位）

一、实训目标

1. 学会气道异物梗阻患者的判断方法及现场急救技术。
2. 培养学生的急救意识和人文关怀能力。

二、实训用物

模拟患者。

三、操作标准及技术要求

操作目的：抢救因异物堵塞呼吸道而发生窒息的患者。

项目	项目内容	技术要求
素质要求	仪表举止	•着装干净整洁，态度严肃认真
操作准备	用物准备	•用物齐全，按要求放置
	环境准备	•环境安全
操作流程	评估患者	•评估患者伤情：有无异物接触史，有无气道异物梗阻的表现（面色、咳嗽、呼吸、说话、V形手势） •评估周围环境是否安全（上下左右环绕查看） •向患者解释并取得合作
	安置体位	•鼓励患者咳嗽，可用协助拍背 •无法咳出时，协助患者取站立位，两脚分开与肩同宽，头部前倾靠近胸部，双手虎口辅助颈部
	腹部冲击	•施救者站在患者背后，呈弓字步，前腿置于患者两腿之间支撑患者，后腿后蹬
操作流程	腹部冲击	•一手握空心拳，拳眼向内，置于剑突下、肚脐上方两横指处，另一手紧握拳头，快速向内向上冲击患者腹部 5~8 次 •重复上述动作，直至异物排出为止 •操作过程中应密切观察患者病情变化，出现心跳呼吸骤停时，立即启动心肺复苏，积极采用其他方法将异物排出
	安置整理	•撤除用物，安置好患者（并交代注意事项） •七步洗手 •记录患者情况及抢救日期和时间

续表

项目	项目内容	技术要求
综合评价	关键环节	•快速识别，急救意识强 •患者安置合理，施救者体位正确 •手法正确、有效，未发生相关并发症
	护患沟通	•沟通有效、充分体现人文关怀

四、评分标准

项目		要求	分值	得分	备注
素质要求（2分）		•着装整洁规范、态度严肃认真	2		
操作前（30分）	评估患者	•评估患者伤情：有无异物接触史，有无气道异物梗阻的表现（面色、咳嗽、呼吸、说话、V形手势）	10		
	评估环境	•评估周围环境是否安全（上下左右环绕查看） •向患者解释并取得合作	5 5		
	安置体位	•鼓励患者咳嗽，可用协助拍背 •无法咳出时，协助患者取站立位，两脚分开与肩同宽，头部前倾靠近胸部，双手虎口辅助颈部	4 6		
操作中（28分）	腹部冲击	•施救者站在患者背后，呈弓字步，前腿置于患者两腿之间支撑患者，后腿后蹬 •一手握空心拳，拳眼向内，置于剑突下、肚脐上方两横指处，另一手紧握拳头，快速向内向上冲击患者腹部5~8次 •重复上述动作，直至异物排出为止 •操作过程中应密切观察患者病情变化，出现心跳呼吸骤停时，立即启动心肺复苏，积极采用其他方法将异物排出	8 12 4 4		
操作后（20分）	安置整理	•撤除用物，安置好患者（并交代注意事项） •七步洗手 •记录患者情况及抢救日期和时间	10 5 5		
评价（20分）	关键环节	•快速识别，急救意识强 •患者安置合理，施救者体位正确 •手法正确、有效，未发生相关并发症	5 5 5		
	护患沟通	•沟通有效、充分体现人文关怀 •使用合适的称呼；注意性别	5		
总分			100		

五、注意事项

1. 如果患者呼吸道部分梗阻，气体交换良好，可以咳嗽，应该鼓励患者用力咳嗽，并自主呼吸，一次有力的咳嗽通常可以排出异物。

2. 海姆利希（海姆立克）急救技术虽有一定的效果，但也可能带来一定的危害，尤其对老年人，因其胸腹部组织的弹性及顺应性差，故容易导致损伤，如腹部或胸腔内脏的破裂、撕裂及出血、肋骨骨折等，故发生呼吸道堵塞时，应首先采用其他方法排除异物，在其他方法无效且患者情况紧急时才能使用该法，需要注意控制好合适的力度。

3. 腹部冲击，定位要准确，每次冲击要有明显的间隔；冲击时要注意防止胃反流所导致的误吸。

（王玉珮）

任务三 右踝关节扭伤包扎技术

一、实训目标

1. 学会右踝关节扭伤患者的判断方法及现场急救技术。
2. 培养学生的急救意识和人文关怀能力。

二、实训用物

凳子、支腿架、治疗车、免水洗手消毒凝胶、治疗盘、绷带、胶带、弯盘、锐器盒、生活垃圾桶、医疗垃圾桶。

三、操作标准及技术要求

操作目的：对右踝关节扭伤患者进行现场急救，缓解疼痛。

项目	项目内容	技术要求
素质要求	仪表举止	• 着装整洁规范，仪表端庄大方
操作准备	用物准备	• 用物齐全，放置合理
操作流程	评估患者	• 判断意识，确认患者意识清楚，能够配合护士工作 • 评估模拟患者伤情：有无肿胀、触痛、踝关节不稳定、畸形等，报告结果 • 评估周围环境是否安全（上下左右环绕查看） • 向患者解释并取得合作
	安置体位	• 协助患者取坐位、患肢抬高 • 七步洗手
	绷带8字形包扎	• 绷带自患肢足背至足弓缠绕2圈 • 经足背—足踝骨内侧、外侧—足背—足弓行8字形缠绕，如此再重复缠绕2次，每一圈覆盖前一圈的1/2~2/3 • 于足踝骨上方、足腕部做环绕2圈（注意不要压住足踝骨）（包扎部位，避开足踝骨） • 固定好绷带 • 检查确保包扎牢固且松紧适宜（一指）
	安置整理	• 撤除用物，安置好患者（患肢抬高）并交代注意事项 • 七步洗手 • 记录伤肢情况及包扎日期和时间

续表

项目	项目内容	技术要求
综合评价	关键环节	•注意遵循节力原则 •注意保护患者安全 •患者肢体放置合理
	护患沟通	•沟通有效、充分体现人文关怀

四、评分标准

项目		要求	分值	得分	备注
素质要求(2分)		•着装整洁规范,仪表端庄大方	2		
操作前(28分)	评估患者	•判断意识,确认患者意识清楚,能够配合护士工作 •评估模拟患者伤情:有无肿胀、触痛、踝关节不稳定、畸形等,报告结果 •评估周围环境是否安全(上下左右环绕查看) •向患者解释并取得合作	5 5 3 5		
	安置体位	•协助患者取坐位、患肢抬高 •七步洗手	5 5		
操作中(30分)	绷带8字形包扎	•绷带自患肢足背至足弓缠绕2圈 •经足背—足踝骨内侧、外侧—足背—足弓行8字形缠绕,如此再重复缠绕2次,每一圈覆盖前一圈的1/2~2/3 •于足踝骨上方、足腕部做环绕2圈(注意不要压住足踝骨)(包扎部位,避开足踝骨) •固定好绷带 •检查确保包扎牢固且松紧适宜(一指)	5 10 5 5 5		
操作后(20分)	安置整理	•撤除用物,安置好患者(患肢抬高)并交代注意事项 •七步洗手 •记录伤肢情况及包扎日期和时间	10 5 5		
评价(20分)	关键环节	•注意遵循节力原则 •注意保护患者安全 •患者肢体放置合理	5 5 5		
	护患沟通	•沟通有效、充分体现人文关怀	5		
总分			100		

五、注意事项

1. 根据患者情况进行伤情评估。
2. 操作有序,动作规范,包扎方法正确。
3. 观察及记录包扎肢端的血液循环情况,患者肢体放置合理,注意遵循节力原则。
4. 注意保护患者安全,沟通有效、充分体现人文关怀。

(徐艳)

任务四　心电监护技术

一、实训目标

1. 学会多功能心电监护仪的使用方法。
2. 培养学生的急救意识和团队协作能力。

二、实训用物

心电监护仪、电极片数个、酒精棉球数个。

三、操作标准及技术要求

操作目的：监测患者心率、心律变化等生命体征参数变化，为病情诊断及治疗提供信息支持。

项目	项目内容	技术要求
素质要求	仪表举止	•仪表大方，言行亲和
	服装服饰	•服装、鞋帽整洁，发型、着装符合要求
操作准备	环境准备	•病房安静、室温适宜、光线充足
	用物准备	•双人核对医嘱 •准备用物：心电监护仪（检查监护仪功能及导线连接是否正常）、电极片数个、酒精棉球数个，必要时备电插板和屏风
	护士准备	•修剪指甲、洗手、戴口罩 •评估患者的年龄、病情及合作程度（口述）
	患者准备	•了解心电监护的目的与要求，心情平和，按要求配合操作

续表

项目	项目内容	技术要求
操作流程	评估患者	•核对床号、姓名、住院号,评估患者 •向患者解释心电监护的目的,解除顾虑
	连接各部件	•连接电源,打开电源开关,打开监护仪开关 •核对患者,根据患者病情,取平卧位或半卧位,解开衣服,暴露患者胸部,酒精棉球擦拭相应部位皮肤(注意保护隐私) •连接心导联:将电极片连接至监护仪导联线上,电极 RA(右锁骨中线第二肋间),LA(左锁骨中线第二肋间),LL(左锁骨下中线 5 至 6 肋间),LF(右锁骨下中线 5 至 6 肋间),V(胸骨左缘 3 至 4 肋间)遮盖患者胸部。避开伤口,必要时避开除颤部位 •血压监测:血压袖带标线对准肱动脉位置,袖带缠在肘关节上 2~3 cm 处松紧以放入一指为宜(禁止在输液或插管肢体上测量血压,局部皮肤破损者禁止绑袖带) •血氧饱和度监测:血氧饱和度监测放于食指上,红外线光头对准指甲处,不可将血氧线连接在绑袖带一侧的肢体上,以免袖带加压时影响血氧数值 •根据情况选择适当的导联、振幅,调节报警上下线,根据病情确定测定血压的频次,血氧饱和度监测
	观察记录	•观察心率、心律、波形、起搏器功能,发现异常报告医生 •根据医嘱准确记录监护参数,发现异常随时记录 •使用期间,严密观察病情,妥善保护导联线,防脱落,保证监护的有效性
	停监护	•遵医嘱停机,停机时先向患者说明,取得合作后关机,断开电源 •取下电极、血压袖带、血氧饱和度传感器等 •清洁皮肤,协助穿衣,整理床单位及用物,洗手、记录并签名
综合评价	规范熟练	•护患沟通有效,关爱患者,操作熟练
	关键环节	•安放电极部位准确,监护有效,用物齐全,处理规范

四、评分标准

项目	要求	分值	得分	备注
素质要求(5 分)	•着装干净、整洁;指甲无染色,清洁,口帽符合要求,无手部饰物。	5		
操作前(5 分)	•环境评估、物品准备	5		
操作中(75 分)	•将心电监护仪推至床旁,核对床号、姓名无误	4		
	•检查心电监护仪控制件是否在正确位置及导线连接是否正常	10		
	•电源线插入心电监护仪电源插座,接通电源	6		
	•打开电源开关,调节示波光标于中间位置	6		
	•接妥电极连线,按要求正确连接导线	15		
	•用酒精或生理盐水棉球擦净患者胸前粘贴电极处之皮肤,并将心电监护仪电极片粘贴在患者胸部	10		
	•待心率数值显示稳定后,调节上、下限设定报警范围	4		
	•观察各项指标显示参数并记录	6		

续表

项目	要求	分值	得分	备注
操作中（75分）	• 向患者解释心电监护时的注意事项	4		
	• 心电监护完毕，关闭心电监护仪开关，取下电极片，擦净皮肤，协助患者取舒适体位	10		
操作后（5分）	• 正确处理用物，洗手，记录	5		
综合评价（10分）	• 爱伤观念强，沟通有效	2		
	• 操作过程熟练，动作轻巧、规范，态度严肃，认真亲切	4		
	• 物品放置合理，省时、省力	4		
总分		100		

五、注意事项

1. 观察心率、心律波形，正确设定报警界限，发现异常及时报告医生。

2. 每日检查电极片安放位置的皮肤，若出现过敏现象，需改变安放位置；电极片松脱应及时更换。对躁动不安的患者，应妥善固定好电极和导联线。

3. 对长时间连续监测血氧饱和度的患者，应每 2 h 检查监测部位的皮肤和末梢循环情况，如有不良改变，应及时更换监测部位。为确保指甲正对血氧探头光源射出的光线，不可在同一肢体上同时进行血氧饱和度和血压的监测。

4. 不能在静脉输液或插有导管的肢体上进行血压测量。

5. 停止心电监护时，应先断电源、再取下电极片，并用纱布或酒精棉球清洁患者贴电极片处皮肤，最后清洁消毒心电监护仪机壳和各导联线，并将各导联线顺势盘绕、妥善固定。

（徐艳）

任务五 体外非同步电除颤技术

一、实训目标

1. 学会体外非同步电除颤仪的使用方法。

2. 培养学生的急救意识和团队协作能力。

二、实训用物

除颤仪、生理盐水、纱布或导电糊、治疗碗、纱布、弯盘。

三、操作标准及技术要求

操作目的:纠正患者心律失常,恢复窦性心律。

项目	项目内容	技术要求
素质要求	仪表举止	•仪表大方,举止端庄
	服装服饰	•服装、鞋帽整洁,发型、着装符合要求
操作准备	环境准备	•周围环境安静、安全
	用物准备	•除颤仪、生理盐水、纱布或导电糊
	护士准备	•衣帽整齐、洗手、口罩
	患者准备	•患者家属了解除颤的目的、过程、注意事项
操作流程	评估患者	•了解患者病情状况,评估患者意识,心电图状况 •评估患者是否有植入性起搏器,检查并去除金属及导电物质,确定患者除颤部位无潮湿、无敷料。
	核对解释	•迅速携除颤仪及生理盐水纱布至患者床旁,核对患者
	涂导电糊	•连接电源,打开电源开关。 •用生理盐水纱布包裹电极板或用导电糊均匀地涂在电极板上
	充电	•选择除颤能量(使用制造商为其对应波形建议的能量剂量),一般单向波 200~360 J,双向波 120~200 J。确认电除颤方式为非同步方式 •充电至所需能量
	除颤	•除颤仪电极板放置位置: 心尖部:左腋前线平第 5 肋间 心底部:右锁骨中线第 2 肋间
		•紧贴患者皮肤,用力下压(警示他人离开床旁),操作者身体不能与患者及床接触
		•除颤前再次观察患者心电波,确认电复律方式(电复律为非同步方式),选择能量(首次为 200 J,第二次为 300 J,第三次为 360 J,360 J 为最大能量)
		•确实需要除颤,同时按压放电按钮,电击除颤
操作后	观察记录	•立即行 2 min 胸外心脏按压(口述) •观察心电图,除颤成功,看时间,检查有无皮肤并发症。
		•用纱布擦净患者皮肤,帮患者穿好衣裤并盖被保暖 •协助整理患者床单位、取舒适体位
		•擦干电极板,将能量开关恢复至零位并充电备用,做好除颤仪的清洁与维护 •整理用物,按废物分类正确处置
		•洗手,核对患者信息、记录、报告操作完毕(操作计时结束)

续表

项目	项目内容	技术要求
综合评价	熟练程度	• 符合抢救程序，动作规范，操作熟练
	人文关怀	• 操作过程体现人文关怀、注意安全
	质量标准	• 能量选择正确，无除颤并发症

四、评分标准

项目	要求	分值	得分	备注
素质要求（5分）	• 衣帽整齐，洗手，戴口罩	5		
操作前（10分）	• 评估周围环境安全	3		
	• 物品准备齐全	3		
	• 了解患者病情状况，评估患者意识，心电图状况	4		
操作中（70分）	• 将除颤仪推至床旁，安置体位	4		
	• 打开除颤仪开关，正确连接心电监护导联线	10		
	• 在电极板上正确涂导电糊	5		
	• 将除颤仪调至非同步除颤位置	5		
	• 能量选择正确，充电	6		
	• 安放电极板位置正确	10		
	• 用力下压电极板	5		
	• 电击除颤，按“电击”前必须确定已无人接触患者	10		
	• 立即行 2 min 胸外心脏按压（口述） • 观察心电图，除颤成功，看时间，检查有无皮肤并发症	10		
	• 观察并清理患者胸前皮肤，协助整理患者床单位、取舒适体位	5		
操作后（5分）	• 正确处理用物，洗手，记录	5		
综合评价（10分）	• 符合抢救程序，动作规范，操作熟练	4		
	• 操作过程体现人文关怀、注意安全	3		
	• 能量选择正确，无除颤并发症	3		
总分		100		

五、注意事项

1. 打开除颤仪，确保机器工作正常；清洁并擦干皮肤，不能使用乙醇、含有苯基的酊剂或止汗剂；除颤时远离水及导电材料，远离高频电磁波，避免在有易燃性或高浓度氧的环境中使用;放电前确保任何人不与患者直接或间接接触。

2. 导电糊应涂擦均匀,但避免两电极板相互摩擦;生理盐水纱布一般覆盖4~6层,以不滴水为宜。

3. 电极板与胸壁紧密接触,两电极板之间距离应大于10 cm,并保持干燥,电极板避开内置式起搏器、伤口和瘢痕部位。

4. 手持电极板时,两极不能相对,不能面向自己。若误充电须在除颤器上放电,不能空放电,两电极不能对击。

5. 使用后将电极板充分清洁,擦拭仪器时不要过湿;及时充电备用,定期充电并检查性能。

(钱艳萍)

任务六　气管切开护理技术

一、实训目标

1. 学会气管切开患者的护理方法。
2. 培养学生的无菌观念和人文关怀意识。

二、实训用物

1. 气管切开护理包:开口纱布、无菌纱布、无菌治疗碗(内置碘伏棉球)、血管钳、镊子。

2. 吸痰护理盘:一次性吸痰管(内含无菌手套一只)、无菌治疗碗、镊子、无菌纱布、治疗巾。

3. 听诊器、0.9%氯化钠溶液(瓶装)、弯盘、记录单、标签纸、治疗车、速干手消毒剂、医疗垃圾桶、生活垃圾桶。

4. 电动吸痰器包括连接管、干燥无菌的空瓶(均备于床头)。

三、操作标准及技术要求

操作目的:清理呼吸道分泌物,保持呼吸道通畅,防止呼吸困难和缺氧;及时更换气管切口处敷料,去除切口处分泌物,预防气管切口的感染;定时更换无菌内套管,预防呼吸道感染。

项目	项目内容	技术要求
素质要求	仪表举止	• 着装干净整洁，态度严肃认真
操作准备	用物准备	• 双人核对医嘱，准备用物，按要求放置
	环境准备	• 环境安全
操作流程	评估解释	• 核对患者信息，向患者解释并取得合作 • 评估患者病情、意识、生命体征、血氧饱和度 • 评估气管切口敷料、气管套管固定情况
	吸痰准备	• 给予患者高流量吸氧 3~5 min（口述） • 检查吸引器各处连接是否正确、有无漏气 • 打开吸痰器开关，反折连接管前端，调节负压 • 六步洗手、戴口罩 • 检查药液标签、药液质量 • 打开瓶装生理盐水，倒生理盐水（瓶签向掌心，冲洗瓶口，从原处倒出） • 注明开瓶日期和时间
	吸痰操作	• 协助患者取去枕仰卧位，铺治疗巾于颌下 • 取下患者气管切开口处敷料 • 检查吸痰管型号、有效期 • 打开吸痰管包装，戴无菌手套，取出吸痰管 • 连接管与吸痰管连接 • 试吸生理盐水，检查吸痰管是否通畅 • 阻断负压，将吸痰管经气管套管插入气管内，遇阻力后略上提 • 吸痰时左右旋转，自深部向上吸净痰液 • 每次吸痰时间小于 15 s
	吸痰操作	• 吸痰过程中密切观察患者痰液情况、生命体征、血氧饱和度（口述） • 吸痰后给予患者高流量吸氧 3~5 min（口述） • 抽吸生理盐水冲洗吸痰管，将吸痰管与连接管断开 • 将吸痰管连同手套弃于污染垃圾桶内，关闭吸引器，将连接管放置妥当 • 六步洗手
	更换敷料	• 取下开口纱布，评估气管切口伤口情况 • 碘伏棉球消毒擦拭气管套管周围皮肤，一次一个棉球，直径超过 8 cm，方向从内向外，消毒两遍 • 重新垫入无菌开口纱布衬于套管和皮肤中间 • 套管口覆盖湿润纱布并固定 • 检查气管套管的固定带松紧度
	评价效果	• 观察患者生命体征、血氧饱和度变化 • 肺部听诊判断吸痰效果（左右锁骨中线上、中、下部）
操作后	整理记录	• 安置患者于舒适体位，放呼叫器于易取处 • 整理床单位及用物 • 告知注意事项 • 六步洗手、取下口罩 • 记录痰液量、色、性状、黏稠度，气管切开伤口情况 • 报告操作完毕（计时结束）

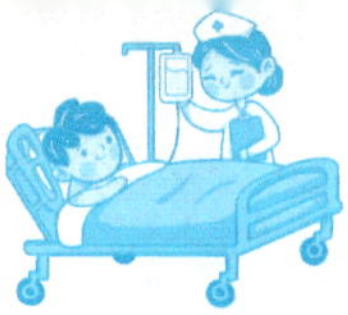

四、评分标准

项目	技术要求	分值	得分	备注
素质要求（2分）	•着装整洁规范，仪表端庄大方	2		
操作前（6分）	•核对患者信息，向患者解释并取得合作 •评估患者病情、意识、生命体征、血氧饱和度 •评估气管切口敷料、气管套管固定情况	2 2 2		
操作中（72分）	•给予患者高流量吸氧3~5 min（口述） •检查吸引器各处连接是否正确、有无漏气 •打开吸痰器开关，反折连接管前端，调节负压 •六步洗手、戴口罩 •检查药液标签、药液质量 •打开瓶装生理盐水，倒生理盐水（瓶签向掌心，冲洗瓶口，从原处倒出） •注明开瓶日期和时间 •协助患者取去枕仰卧位，铺治疗巾于颌下 •取下患者气管切开口处敷料 •检查吸痰管型号、有效期	3 2 3 2 2 4 2 2 2 2		
	•打开吸痰管包装，戴无菌手套，取出吸痰管 •连接管与吸痰管连接 •试吸生理盐水，检查吸痰管是否通畅 •阻断负压，将吸痰管经气管套管插入气管内，遇阻力后略上提 •吸痰时左右旋转，自深部向上吸净痰液 •每次吸痰时间小于15 s •吸痰过程中密切观察患者痰液情况、生命体征、血氧饱和度（口述） •吸痰后给予患者高流量吸氧3~5 min（口述） •抽吸生理盐水冲洗吸痰管，将吸痰管与连接管断开 •将吸痰管连同手套弃于污染垃圾桶内，关闭吸引器，将连接管放置妥当 •六步洗手	3 2 2 4 4 2 2 2 2 2 2		
	•取下开口纱布，评估气管切口伤口情况 •碘伏棉球消毒擦拭气管套管周围皮肤，一次一个棉球，直径超过8 cm，方向从内向外，消毒两遍 •重新垫入无菌开口纱布衬于套管和皮肤中间 •套管口覆盖湿润纱布并固定	2 6 3 2		
	•检查气管套管的固定带松紧度	2		
	•观察患者生命体征、血氧饱和度变化 •肺部听诊判断吸痰效果（左右锁骨中线上、中、下部）	2 4		
操作后（10分）	•安置患者于舒适体位，放呼叫器于易取处 •整理床单位及用物 •告知注意事项 •六步洗手、取下口罩 •记录痰液量、色、性状、黏稠度，气管切开伤口情况。报告操作完毕（计时结束）	2 2 2 2 2		

续表

项目	技术要求	分值	得分	备注
综合评价（10 分）	• 无菌观念强 • 注意保护患者安全和职业防护 • 垃圾分类处理 • 沟通有效、充分体现人文关怀	3 1 1 5		
总分		100		

五、注意事项

1. 吸痰时注意无菌操作，操作前洗手，导管严格消毒。一根导管只用一次，吸痰时坚持由内向外的原则，先吸气管内分泌物，然后再吸鼻、口腔内分泌物，吸痰动作要轻柔迅速、左右旋转，禁忌将痰管上下提插、触碰管壁。

2. 启动吸引器时，用手将吸痰管与玻璃接头处反折，使之不漏气，将吸痰管伸入气管达一定深度再放开吸痰管。吸痰管插入过程中，如遇阻力应分析原因，不可粗暴盲目插入。吸痰过程中患者常有咳嗽反射，有利于排痰和痰液的吸出。

3. 一次吸痰时间不超过 15 s，尤其是呼吸衰竭患者，较长时间的负压吸引，可引起缺氧、呼吸困难而窒息。两次吸痰时间至少间隔 3~5 min，如分泌物过多，一次吸不净，应再次行过度换气或深呼吸再吸引。

4. 吸痰过程中，密切观察患者病情变化，如有心率、呼吸、血压、血氧饱和度变化时，立即停止吸痰，及时报告医生。

5. 注意调整套管系带的松紧，松紧度以系带和患者颈部间可插入一指为宜。太松患者咳嗽时套管易脱出，太紧患者不舒适。

6. 注意患者套管和患者颈部位置，保持套管在自然中正位，以防位置不正、套管末端压迫气管壁，造成气道损伤出血。

（钱艳萍）

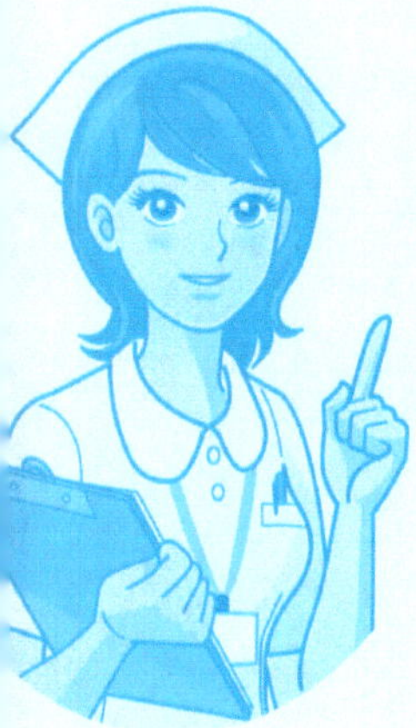

模块七

健康评估

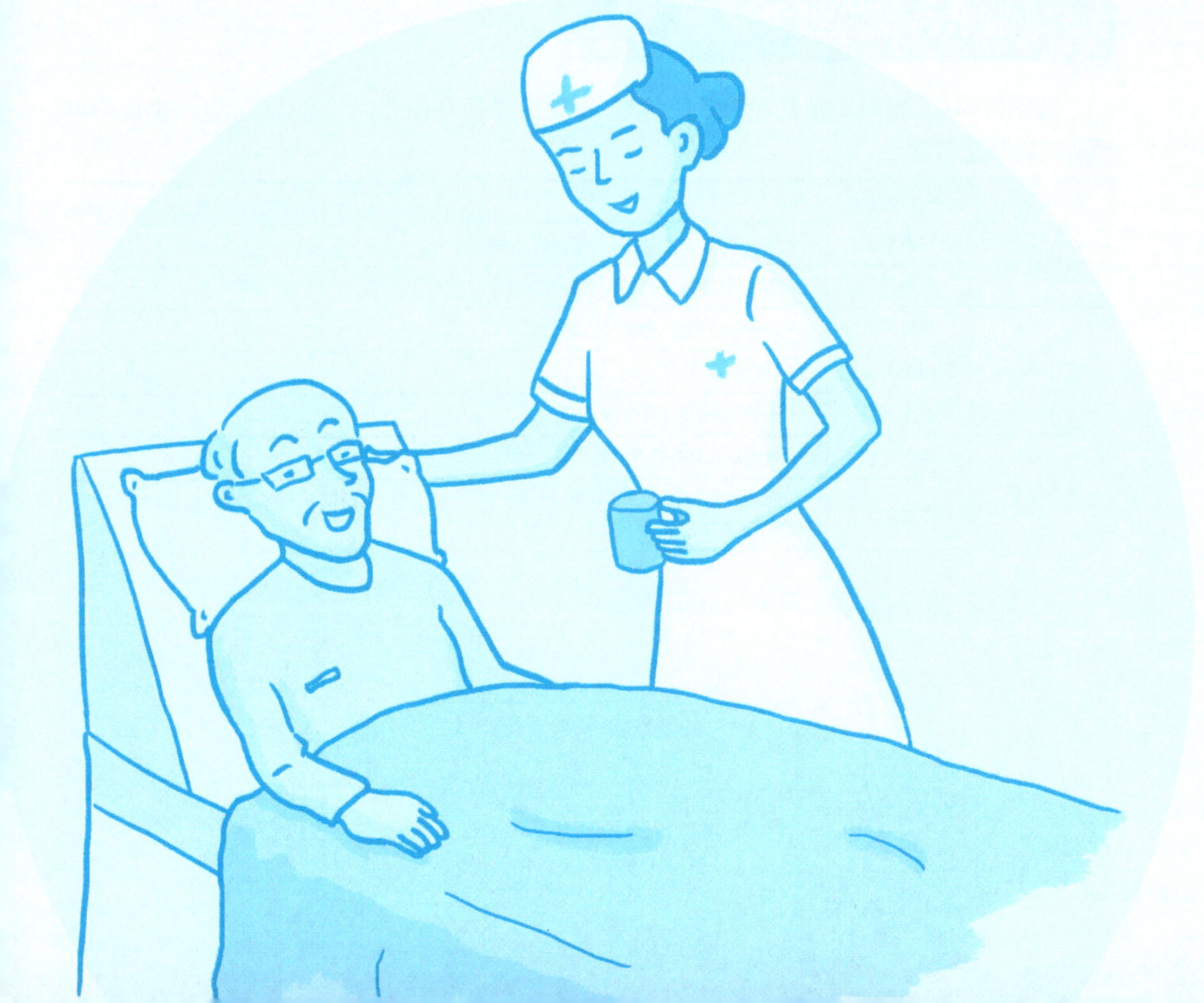

任务一　一般状态的评估

一、实训目标

1. 学会一般状态的评估方法及评估内容。
2. 掌握判断成人发育正常的指标。
3. 掌握营养状态的评估指标及分级。
4. 掌握常见强迫体位的特点及临床意义。
5. 熟悉意识障碍的评估方法。

二、实训用物

被检查者、温度计、血压计、体重计、软尺、竹签、棉签、手电筒。

三、操作标准及技术要求

操作目的:了解和掌握患者的一般状态,发现患者所存在的症状和体征,以收集诊断疾病所需的病史资料。

项目	项目内容	技术要求
素质要求	仪表举止	•仪表大方,举止端庄,态度和蔼,面带微笑
	服装服饰	•服装、鞋帽整洁,发型、着装符合要求
操作准备	环境准备	•环境安全舒适,保护被检者隐私
	用物准备	•用物齐全,摆放合理
	护士准备	•洗手(七步洗手法)、戴口罩
操作流程	性别评估	•观察并询问被检查者性别
	年龄评估	•询问被检查者年龄并观察其皮肤、肌肉、毛发颜色、面部及颈部皮肤皱纹,牙齿状态等侧面佐证其年龄

续表

项目	项目内容	技术要求
操作流程	生命体征评估	• 体温（腋温）：体温计汞柱甩至 35 ℃以下，视水平检查水银刻度，用毛巾擦干腋窝处汗液，将体温计水银端置于腋窝深处，紧贴皮肤，嘱受检者屈臂过胸，夹紧体温计，测量 10 min • 脉搏：检查者将示指、中指和环指并拢，指腹平按于受检者桡动脉近手腕处，感知其速率、节律、强弱，至少 30 s • 呼吸：被检查者平卧，检查者取切线位视诊受检者胸廓起伏，计数呼吸频率并观察呼吸类型，至少 30 s • 血压：检查者将血压计袖带缚于受检查者右上臂，气轴中部对准肱动脉，袖带下缘距肘窝上 2~3 cm，紧贴皮肤，松紧能容 1 指，将听诊器体件置于肘窝处肱动脉上，轻压听诊器体件，不得与袖带接触。然后向气袖内注气，边充气边听诊，待肱动脉搏动消失，再将汞柱升高 20~30 mmHg 后，开始缓慢放气，两眼平视缓慢下降的汞柱，同时听诊肱动脉搏动音，当听到的第一个搏动声响时的汞柱数值为收缩压，继续放气，声音突然变弱或消失的汞柱数值为舒张压。将汞柱降至 0，间隔 1 min，再测量一次，取其较低值
	体格评估	• 测量身高、体重、胸围、坐高和下肢长度
	营养状态评估	• 观察被检查者皮肤、黏膜、肌肉、皮下脂肪、指甲、毛发的发育情况并对营养状态进行分级； • 计算标准体重和体重质量指数
	意识状态评估	• 观察被检者的痛觉试验、对光反射等，判断被检者有无意识障碍及意识障碍的程度
	面容与表情评估	• 按不同表现记录，如健康面容、慢性面容、急性病容、贫血面容、二尖瓣面容、苦笑面容、满月面容、甲亢面容、病危面容等
	体位评估	• 观察被检查者体位特点
	步态评估	• 观察被检者步态特点
	洗手	• 七步洗手法 • 报告操作完毕
综合评价	规范熟练	• 操作熟练，流程合理，动作轻柔，保护被检者隐私
	人文关怀	• 观察并询问被检者反应，与被检者沟通，体现人文关怀

四、评分标准

项目		要求	分值	得分	备注
素质要求（10 分）		• 微笑服务、态度和蔼、语言恰当 • 衣帽整洁，仪表大方，举止端庄	5 5		
操作前准备（10 分）	环境	• 环境安全舒适，保护被检者隐私	3		
	护士	• 衣帽整洁、洗手、戴口罩	2		
	物品	• 放置合理 • 物品准备齐全	2 3		

续表

项目		要求	分值	得分	备注
操作流程（60 分）	评估一般状态	• 性别 • 年龄 • 生命体征 • 体格（发育与体型） • 营养状态 • 意识状态 • 面容与表情 • 体位 • 步态	5 5 10 5 5 10 10 5 5		
操作后（5 分）	整理	• 桌椅归原位 • 床单位整洁	2 1		
	记录	• 洗手，记录	2		
评价（15 分）	操作流程	• 操作熟练，流程合理，动作轻柔，保护被检者隐私 • 观察并询问被检者反应，与被检者沟通，体现人文关怀	5 5		
	提问		5		
总分			100		

五、注意事项

1. 光线要适宜。
2. 准确测量相关数据。
3. 评估意识障碍时，根据病情评估相应的神经反射。

（李岩）

任务二　皮肤和淋巴结的评估

一、实训目标

1. 学会皮肤的评估方法。
2. 学会淋巴结的评估方法。
3. 掌握常见皮肤颜色改变的临床意义。
4. 掌握常见皮疹的分类、特点及临床意义。
5. 熟悉水肿的分度及特点。
6. 掌握淋巴结肿大的常见病因及特点。

二、实训用物

被检查者。

三、操作标准及技术要求

操作目的：了解和掌握患者的皮肤和淋巴结的状态，发现患者所存在的症状和体征，为护理诊断提供参考依据。

项目	项目内容	技术要求
素质要求	仪表举止	•仪表大方，举止端庄，态度和蔼，面带微笑
	服装服饰	•服装、鞋帽整洁，发型、着装符合要求
操作准备	环境准备	•环境安全舒适，保护被检者隐私
	用物准备	•用物齐全，摆放合理
	护士准备	•洗手（七步洗手法）、戴口罩
操作流程	皮肤状况评估	•评估皮肤颜色、弹性、观察毛发的多少及分布
	淋巴结评估	•按顺序（耳前、耳后、乳突区、枕骨下区、颈后三角、颈前三角、锁骨上窝、腋窝、滑车上、腹股沟、腘窝等）评估浅表淋巴结有无肿大及肿大的部位、大小、数目、硬度、压痛、活动度、粘连；局部皮肤有无红肿、瘢痕、瘘管等
	洗手	•七步洗手法 •报告操作完毕
综合评价	规范熟练	•操作熟练，流程合理，动作轻柔，保护被检者隐私
	人文关怀	•观察并询问被检者反应，与被检者沟通，体现人文关怀

四、评分标准

项目		要求	分值	得分	备注
素质要求（10分）		•微笑服务、态度和蔼、语言恰当 •衣帽整洁，仪表大方，举止端庄	5 5		
操作前准备（10分）	环境	•环境安全舒适，保护被检者隐私	3		
	护士	•衣帽整洁、洗手、戴口罩	2		
	物品	•放置合理 •物品准备齐全	2 3		

续表

项目		要求	分值	得分	备注
操作流程（60分）	评估皮肤和淋巴结	•皮肤颜色、弹性、观察毛发的多少及分布 •耳前 •耳后 •乳突区 •枕骨下区 •颈后三角 •颈前三角 •锁骨上窝 •腋窝 •滑车上 •腹股沟 •腘窝	5 5 5 5 5 5 5 5 5 5 5 5		
操作后（5分）	整理	•桌椅归原位 •床单位整洁	2 1		
	记录	•洗手，记录	2		
评价（15分）	操作流程	•操作熟练，流程合理，动作轻柔，保护被检者隐私 •观察并询问被检者反应，与被检者沟通，体现人文关怀	5 5		
	提问		5		
总分			100		

五、注意事项

1. 光线要适宜。
2. 评估淋巴结时，放松被评估部位，以利于触诊。
3. 发现淋巴结肿大时，注意寻找引起淋巴结肿大的原发病灶。

（毛丹）

任务三　头、颈部评估

一、实训目标

1. 学会头颅的评估内容及方法。
2. 学会眼、口、鼻、耳的评估内容及方法。
3. 学会颈部血管、甲状腺、气管的评估方法。

二、实训用物

被检查者、软尺、手电筒、医用压舌板、棉签、听诊器(钟形体件)。

三、操作标准及技术要求

操作目的:了解和掌握患者的头、颈部状态,发现患者所存在的症状和体征,为提出护理诊断提供参考依据。

项目	项目内容	技术要求
素质要求	仪表举止	• 仪表大方,举止端庄,态度和蔼,面带微笑
	服装服饰	• 服装、鞋帽整洁,发型、着装符合要求
操作准备	环境准备	• 环境安全舒适,保护被检查者隐私
	用物准备	• 用物齐全,摆放合理
	护士准备	• 洗手(七步洗手法)、戴口罩
操作流程	头颅检查	• 视诊评估大小、外形变化及有无异常活动 • 触诊双手触摸头颅各个部位,评估其外形、有无压痛及异常隆起
	眼部检查	• 眼睑与眼球外形:视诊眼睑有无水肿、下垂,有无眼球突出或凹陷 • 泪囊:受检者向上看,检查者用双手拇指轻压其双眼内眦下方,挤压泪囊,观察有无分泌物、泪液自上、下泪点溢出 • 睑结膜与巩膜:检查下睑结膜、球结膜和巩膜时,检查者将双手拇指置于下睑中部,请受检者向上看,同时向下按下睑边缘,暴露下睑结膜、穹隆结膜、球结膜和巩膜,注意结膜和巩膜的颜色;检查上睑结膜、球结膜和巩膜时,需翻转眼睑,其要领为:嘱受检者向下看,检查者用示指和拇指捏住受检者上睑中部的边缘,轻轻向前下方牵拉,同时以示指向下压迫睑板上缘,与拇指配合将睑缘向上捻转即可将眼睑翻开。观察内容同下睑结膜 • 眼球:观察眼球外形,有无突出或下陷 • 角膜:观察角膜透明度,有无云翳、白斑、软化、溃疡、新生血管等 • 虹膜:观察有无纹理模糊或消失、颜色是否变淡、有无裂孔或形态异常 • 瞳孔:①观察瞳孔形状、大小、位置、双侧是否等圆、等大;②对光反射:包括直接对光反射和间接对光反射。取手电筒,聚光圈后检查对光反射:先查左瞳孔,手电光由外向内移动,直接照射瞳孔,并观察左瞳孔是否缩小;移开光源后,用手隔开双眼,再次用手电光直接照射左瞳孔并观察右侧瞳孔的动态反应。用同样的方法检查右侧瞳孔的直接和间接对光反射;③调节和集合反射:嘱被检者注视 1 m 以外的示指,然后将示指较快地向鼻梁方向移动至距眼球约 20 cm 处,观察两侧瞳孔变化,即调节反射。再将 1 m 外的示指缓慢移近,观察两侧眼球的内聚,称为集合反射 • 近视力检查:受检者取坐位,检查者将近视力表置于受检者眼前约 33 厘米处,分别检查受检者左右眼近视力
	口部检查	• 唇:观察口唇色泽,有无疱疹、口角糜烂等 • 口腔:取手电筒和消毒压舌板,观察口腔黏膜、牙齿、牙龈。轻轻压迫牙龈,注意有无出血和溢脓 • 口咽:嘱被检者张大口并发"啊"音,手持压舌板的后 1/3,在舌前 2/3 与舌后 1/3 交界处迅速下压,借助手电光观察软腭、软腭弓、悬雍垂、扁桃体和咽后壁。注意有无黏膜充血、红肿、淋巴滤泡增生 • 请被检者伸舌,观察舌体、舌苔和伸舌运动、鼓腮、示齿动作 • 嗅诊口腔气味

续表

项目	项目内容	技术要求
操作流程	鼻部检查	•视诊评估注意外形、鼻翼扇动,左手拇指将鼻尖上推,借助手电光观察鼻前庭、鼻中隔、鼻腔黏膜,有无出血、分泌物 •触诊鼻窦(上颌窦、额窦、前组筛窦)有无压痛。用双手固定于被检者的两颞侧,将拇指置于眶上缘内侧同时向后按压,询问额窦有无压痛,两侧有无差别。将手下移,先用右手拇指置于被检者左侧鼻根部与眼内眦之间,向后内方按压,询问左筛窦有无压痛;接着用左手拇指压右侧鼻根部与眼内眦之间,向后内方按压,询问右筛窦有无压痛。再将两手下移,拇指置于颧部,同时向后按压,询问上颌窦有无疼痛,两侧有无差别
	耳部检查	•耳廓:注意外形、大小、位置和对称性,有无发育畸形、外伤疤痕、红肿、瘘口、低垂耳等,有无结节,有无牵拉痛等 •外耳道:观察外耳道皮肤是否正常、有无溢液等 •中耳:向后上方牵拉耳廓观察鼓膜是否穿孔及其位置 •乳突:观察乳突部皮肤有无红肿、瘘管等。触诊乳突部有无压痛
	颈部检查	•血管:受检者取立位或坐位,检查者分别视诊受检者左右两侧颈部血管,如可见到颈静脉,称为颈静脉怒张;请受检者平卧,头枕低枕使头颈与床面呈 30°~45° 角,观察颈静脉,如见到颈静脉充盈超过锁骨上缘至下颌角距离的下 1/3,亦为颈静脉怒张 •气管:检查者将示指、环指分别置于受检者左右两侧胸锁关节上,然后将中指置于气管中间,观察中指是否位于示指与环指的中间,以此判断气管居中与否 •甲状腺:受检者取坐位,检查者嘱受检者做吞咽动作,视诊其甲状腺。检查者先用拇指以滑动触诊法检查颊部,再检查两叶。检查左叶时,检查者用左手拇指轻推被检者环状软骨及气管至对侧,右手拇指在气管旁,示指、中指在左侧胸锁乳突肌后缘向前推挤甲状腺侧叶,右手拇指在胸锁乳突肌前缘,配合受检者的吞咽动作,滑动触摸甲状腺左叶,同法检查甲状腺右叶
	洗手	•七步洗手法 •报告操作完毕(计时结束)
综合评价	规范熟练	•操作熟练,流程合理,动作轻柔,保护被检者隐私
	人文关怀	•观察并询问被检者反应,与被检者沟通,体现人文关怀

四、评分标准

项目		要求	分值	得分	备注
素质要求(10分)		•微笑服务、态度和蔼、语言恰当 •衣帽整洁,仪表大方,举止端庄	5 5		
操作前准备(10分)	环境	•环境安静、光线及温度合适,保护被检者隐私	3		
	护士	•衣帽整洁、洗手、戴口罩	2		
	物品	•放置合理 •物品准备齐全	2 3		

续表

项目		要求	分值	得分	备注
操作流程（60分）	评估头颅	•评估头颅的大小形态、有无异常活动，测量头围（测量时以软尺自眉弓绕至颅后经枕骨粗隆得出头围） •触诊评估头颅外形、有无压痛及异常隆起。	5 2		
	评估眼口鼻耳颈	•评估眼睑、泪囊、结膜、巩膜 •评估眼球、角膜、虹膜、瞳孔 •唇的评估 •口腔黏膜、牙齿、牙龈的评估 •扁桃体及口咽部的评估 •舌的评估 •嗅诊口腔气味 •评估鼻的外形、鼻前庭、鼻中隔、鼻腔黏膜 •触诊鼻窦有无压痛 •评估耳廓外形及外耳道皮肤 •评估中耳鼓膜形态 •评估乳突部形态，并触诊有无压痛 •观察颈部血管充盈情况 •观察气管位置是否居中 •视诊甲状腺大小即对称性	8 8 2 3 5 3 2 5 2 2 2 2 4 2 3		
操作后（5分）	整理	•桌椅归原位 •床单位整洁	2 1		
	记录	•洗手，记录	2		
评价（15分）	操作流程	•操作熟练，流程合理，动作轻柔，保护被检者隐私 •观察并询问被检者反应，与被检者沟通，体现人文关怀	5 5		
	提问		5		
总分			100		

五、注意事项

1. 头围测量，注意软尺要经过眉弓和枕骨粗隆两点。

2. 翻转上睑时，注意操作要领，动作要轻柔，眼睛有急性炎症时，应避免做泪囊检查。

3. 评估眼球运动，注意检查每个方向时，都要从中位开始（即两眼平视前方）。不能将各方向连起来画圆圈。

4. 调节反射与集合反射在检查时检查者手指（一般用示指竖立）由远移至眼前的速度是不同的，前者要求检查者将示指迅速由 1 m 外移向眼球，后者要求较慢移动。检查时应各做一次，便于分别观察瞳孔变化和眼球向内聚合的情况。

5. 评估鼻窦及乳突区压痛时，用力要适度。

6. 口咽部检查，压舌板放置位置要正确。

7. 触诊甲状腺动作宜轻柔，避免由于重压引起疼痛、咳嗽、憋气。

（毛娅玲）

任务四　肺和胸膜的评估

一、实训目标

1. 学会肺部视、触、叩、听诊的评估内容、方法及临床意义。
2. 掌握三种呼吸音的特点。
3. 掌握干啰音和湿啰音的特点及其临床意义。

二、实训用物

被检查者、听诊器、米尺、笔。

三、操作标准及技术要求

操作目的：了解和掌握患者的肺和胸膜状态，发现患者所存在的症状和体征，为提出呼吸系统疾病患者的主要护理诊断，提供参考依据。

项目	项目内容	技术要求
素质要求	仪表举止	•仪表大方，举止端庄，态度和蔼，面带微笑
	服装服饰	•服装、鞋帽整洁，发型、着装符合要求
操作准备	环境准备	•环境安全舒适，保护被检查者隐私
	用物准备	•用物齐全，摆放合理
	护士准备	•洗手(七步洗手法)、戴口罩
操作流程	视诊	•观察胸壁、胸廓、胸壁静脉、肋间隙、胸廓形状胸壁静脉 •检查者帮助被检查者充分暴露胸部后，检查者站于受检者右侧，视诊受检者呼吸运动的类型及两侧是否对称，呼吸频率、深度和节律
	触诊	•胸壁压痛：以手指轻压胸壁，如出现压痛，要注意压痛的部位、程度、深浅，特别要注意胸骨有无压痛 •胸廓扩张度：一般在胸廓前下部呼吸运动最大的部位检查。检查者两手置于胸廓前下侧部对称部位，左右拇指分别沿两侧肋缘上方指向剑突，手掌和其余 4 指伸展置于前侧胸壁，嘱被检查者做深呼吸运动，观察比较两手的动度是否一致 •语音震颤：检查者将双手掌的尺侧缘轻轻平放于两侧胸壁对称部位，嘱被检查者用同样的强度重复发"yi"的长音，自上而下，从内到外比较、分辨双侧语音震颤的异同，注意有无双侧、单侧、局部增强或减弱 •胸膜摩擦感；以手掌平放腋窝及前胸下部，嘱被检查者做深呼吸运动，以触之有无摩擦感

续表

项目	项目内容	技术要求
操作流程	叩诊	•胸部叩诊音：首先分辨正常胸部清音、浊音、实音和鼓音4种叩诊音及其分布。 •肺部叩诊：检查前胸壁时请受检者胸部稍向前挺，检查侧胸壁时双臂抱头。检查背部时头稍低，上半身略向前倾，双手交叉抱肩，尽可能使肩胛骨移向外侧。先直接叩诊，后间接叩诊。叩诊过程注意左右、上下、内外比较。 •直接叩诊：检查前侧胸壁时，检查者用2~5指并拢的右手掌面按第2、4、6肋间水平直接拍击被检查部位，先左后右，自上而下，由外向内，直至肋弓下缘。检查后胸壁时，用右手掌面直接拍击受检者双侧肩胛间区、肩胛下区和侧胸壁 •间接叩诊：检查者左手中指与肋骨平行并紧贴于被叩部位作为板指，其他手指微微抬起，右手指自然弯曲，以右手中指指端叩击扳指，叩击方向与叩击部位与体表垂直，用腕关节和掌指关节作弹跳式短促叩击，肘、肩关节不参与运动。前、侧胸壁叩诊自第2肋间隙开始，按2、4、6肋间水平自上而下，由外向内，左右交替，逐一肋间叩击。背部叩诊时，受检者取坐位，稍低头，双上肢交叉抱肩。检查者于被检者背后，按第3、6、9肋间水平，自上而下，由外向内，左右交替叩击。于肩胛间区，板指与脊柱平行，肩胛下区板指与脊柱垂直。注意双侧对比 •肺下界及肺下界移动度叩诊：在平静呼吸时，沿锁骨中线、腋中线及肩胛下角线自上而下叩诊。以肩胛线为例，被检者取坐位，稍低头，双上肢交叉抱肩，平静呼吸，检查者以指指叩诊法于受检者肩胛线上自上而下逐一肋间叩击，自清音变为浊音时，作一标记，此为平静呼吸时的肺下界；然后嘱受检者作深吸气，屏住呼吸的同时沿该线继续往下叩击，直至清音变为浊音，作一标记，此即为肺下界最低点；当恢复平静呼吸时嘱被检者深呼气后屏气，重复叩击直至浊音变为清音，作一标记，此即为肺下界最高点。同法叩击右侧。测量左右两侧最高点至最低点的距离
	听诊	•肺部呼吸音：首先分辨3种正常呼吸音的听诊部位与听诊特点。正常情况下于胸骨上窝可听到支气管呼吸音；胸骨旁可听到支气管肺泡呼吸音；除支气管呼吸音和支气管肺泡呼吸音以外的部位均可闻及肺泡呼吸音，以乳房下部、肩胛下部和腋窝下部较强，肺尖和肺下缘较弱 •语音共振：嘱受检者重复发"1、2、3"音，按第2、4、6肋间水平，左右交替，自上而下，依次听诊前侧胸壁左右、上下和内外语音共振的变化。后胸壁检查时，按肩胛间区第3、6胸椎水平、肩胛下区肩胛线第9胸椎水平、腋后线第9胸椎水平自上而下听诊
	洗手	•七步洗手法 •报告操作完毕
综合评价	规范熟练	•操作熟练，流程合理，动作轻柔，保护被检者隐私
	人文关怀	•观察并询问被检者反应，与被检者沟通，体现人文关怀

四、评分标准

项目		要求	分值	得分	备注
素质要求（10分）		•微笑服务、态度和蔼、语言恰当 •衣帽整洁，仪表大方，举止端庄	5 5		
操作前准备（10分）	环境	•环境安静、光线及温度合适，保护被检者隐私	3		
	护士	•衣帽整洁、洗手、戴口罩	2		
	物品	•放置合理 •物品准备齐全	2 3		

续表

项目		要求	分值	得分	备注
操作流程 （60 分）	肺和胸膜检查	• 观察前胸部皮肤、胸壁静脉、胸廓外形 • 观察呼吸运动类型、频率、节律、深度、有无呼吸困难 • 触压胸廓：检查有无胸壁压痛、胸骨压痛 • 检查胸廓扩张度：两手置于胸廓前下部的对称部位，左右拇指分别沿两侧肋缘指向剑突，然后嘱被检者做深呼吸动作 • 触诊语音震颤：将双手掌尺侧缘置于被检者两侧胸壁的对称位置，嘱其以同等强度发“yi”长音，并双手作一次交换 • 触诊胸膜摩擦感：双手掌置于被检者胸廓下侧部，嘱其深吸气 • 检查胸部叩诊音分布：由第 1 肋间至第 4 肋间，按由外向内、自上而下、两侧对照的原则叩诊 • 叩出正常叩诊音，说出有无异常叩诊音 • 肺下界叩诊：按锁骨中线、腋中线、肩胛线顺序。被检者平静呼吸，自上而下，由浊音变为实音处翻转板指，取板指中部用标记笔作标记 • 听到肺部三种呼吸音 • 检查语音共振，嘱被检者发“yi”长音，同语音震颤检查上、中、下三个部位，作两侧对比	5 5 5 5 5 5 8 2 10 5 5		
操作后 （5 分）	整理	• 桌椅归原位 • 床单位整洁	2 1		
	记录	• 洗手，记录	2		
评价 （15 分）	操作流程	• 操作熟练，流程合理，动作轻柔，保护被检者隐私 • 观察并询问被检者反应，与被检者沟通，体现人文关怀	5 5		
	提问		5		
总分			100		

五、注意事项

1. 环境应安静，光线及温度适宜。手部及听诊器的胸件在使用前应保持温暖，注意区别外来杂音的干扰，如衣服、听诊器与皮肤的摩擦音，寒冷引起的肌肉震颤声，胃肠蠕动音等。

2. 叩诊前胸及两侧时板指必须平贴于肋间隙并与肋骨平行；叩诊背部时，在肩胛区板指与脊柱平行；肩胛下区，板指仍保持与肋骨或肋间隙平行。叩击力量要均匀，轻重应适宜，节奏灵活、短促而富于弹性，在每一区域叩击 2~3 下，再移至另一区域。

3. 一般采用仰卧位或坐位，听诊时，可根据病情或需要嘱被检者采取左侧卧位或前倾坐位。

4. 尽可能暴露全部胸廓，但要注意被检者的隐私和保暖，尤其是女被检者。

5. 一般先从前胸开始，自肺尖沿肋间隙循序向下，然后检查背部。进行肺部各项检查时，应左、右对称地进行对比。

（李岩）

任务五 心脏评估

一、实训目标

1. 学会心脏视、触、叩、听诊的评估内容和方法。
2. 掌握 5 个瓣膜听诊区的部位及顺序。
3. 正确识别正常第 1、2 心音的特点。

二、实训用物

被检查者、听诊器、直尺、笔、纸

三、操作标准及技术要求

操作目的：了解和掌握患者的心脏状态，发现患者症状和体征，为提出循环系统疾病患者的主要护理诊断提供参考依据。

项目	项目内容	技术要求
素质要求	仪表举止	• 仪表大方，举止端庄，态度和蔼，面带微笑
	服装服饰	• 服装、鞋帽整洁，发型、着装符合要求
操作准备	环境准备	• 环境安全舒适，保护被检者隐私
	用物准备	• 用物齐全，摆放合理
	护士准备	• 洗手（七步洗手法）、戴口罩
操作流程	视诊	• 光线充足，最好来源于被检者左侧，受检者尽可能取仰卧位，检查者取切线方向观察受检者心前区有无异常隆起或凹陷，心尖搏动的位置、范围和强弱，有无心前区异常搏动
	触诊	• 手部温暖。受检者仰卧。检查者以两步法触诊受检者心尖搏动，即先用右手掌尺侧，后用右手中指与示指指腹触诊被检查者心前搏动的准确位置、强度和范围。然后用手掌尺侧缘在胸骨左缘第 3、4、5 肋间隙触诊心前区，注意有无震颤及心包摩擦感
	叩诊	• 评估要求：叩击力度适当，用力均匀 • 评估方法：受检者仰卧。检查者从心尖搏动的肋间开始由心尖搏动处 2~3 cm 外，从外向内进行叩诊，由清音变为浊音处做标记，如此顺序向上移逐个肋间进行叩诊，直至第 2 肋间为止，逐一标记。叩诊心脏右界时，先在右锁骨中线上扣出肝浊音界，可自肝浊音界的上一肋间开始，依次按肋间从外向内向上叩诊，由清音变为浊音处做标记，直至第 2 肋间为止，测量各标记点至正中线的距离。测量正中线至左锁骨中线的距离

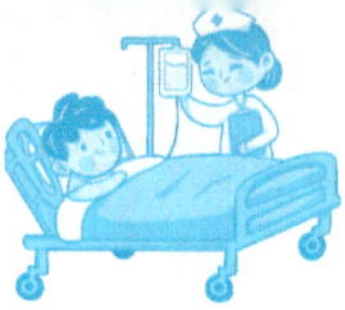

续表

项目	项目内容	技术要求
操作流程	听诊	•受检者取坐位或仰卧位，暴露胸部。检查者右手持听诊器沿逆时针方向依次听诊二尖瓣听诊区、肺动脉瓣听诊区、主动脉瓣听诊区、主动脉瓣第二听诊区和三尖瓣听诊区。二尖瓣听诊区位于心尖部，随心脏改变可向左或左下移位，这时可在心尖搏动最强处听诊。心脏听诊的内容包括心率、节律、心音、额外心音、杂音和心包摩擦音 •听诊心率时至少 1 min。正常成人心率为每分钟 60~100 次，节律规整
	洗手	•七步洗手法 •报告操作完毕
综合评价	规范熟练	•操作熟练，流程合理，动作轻柔，保护被检者隐私
	人文关怀	•观察并询问被检者反应，与被检者沟通，体现人文关怀

四、评分标准

项目		要求	分值	得分	备注
素质要求（10 分）		•微笑服务、态度和蔼、语言恰当 •衣帽整洁，仪表大方，举止端庄	5 5		
操作前准备（10 分）	环境	•环境安静、光线及温度合适，保护被检者隐私	3		
	护士	•衣帽整洁、洗手、戴口罩	2		
	物品	•放置合理 •物品准备齐全	2 3		
操作流程（60 分）	心脏检查	•视诊方法正确，被检查者仰卧位，暴露胸部；检查者在其右侧 •观察心前区隆起与凹陷、心尖搏动、心前区异常搏动三个主要内容，并能指出其部位 •触诊手法正确，检查者右手掌置于被检查者心前区开始触诊；然后逐渐以手掌尺侧小鱼际或示指、中指、环指并拢，以其指腹进行触诊；触诊时手掌按压力度适当 •心尖搏动区，（可用单一食指指腹）确认心尖搏动，并能表达搏动所在体表位置 •触诊震颤、心包摩擦感 •叩诊手法、姿势正确，被检者取坐位时，检查者板指与肋间垂直，仰卧位时与肋间平行 •心脏叩诊顺序正确，先左后右，由外向内，自下而上 •叩出正常心浊音界，并能在胸廓体表量出心浊音界 •能正确指出心脏瓣膜各听诊区 •听诊顺序正确：二尖瓣区→肺 A 瓣区→主 A 瓣膜区→主 A 瓣第二听诊区→三尖瓣区 •能表达心脏听诊主要内容：心率、心律、心音、心脏杂音、心包摩擦音等	5 5 5 5 5 5 5 5 5 10 5		
操作后（5 分）	整理	•桌椅归原位 •床单位整洁	2 1		
	记录	•洗手，记录	2		

续表

项目		要求	分值	得分	备注
评价（15分）	操作流程	• 操作熟练，流程合理，动作轻柔，保护被检者隐私 • 观察并询问被检者反应，与被检者沟通，体现人文关怀	5 5		
	提问		5		
总分			100		

五、注意事项

1. 检查环境应安静，光线及温度适宜。

2. 被检者应充分袒露胸部，不宜隔着衣服检查。

3. 一般采用仰卧位或坐位，听诊时，可根据病情或需要嘱被检者采取左侧卧位或前倾坐位。

（毛娅玲）

任务六　腹部评估

一、实训目标

1. 学会腹部的视诊、触诊、叩诊和听诊方法。

2. 掌握腹部常见的病理体征及意义。

3. 熟悉腹部分区及其与内脏器官的对应关系。

二、实训用物

被检查者、皮尺、听诊器、叩诊锤。

三、操作标准及技术要求

操作目的：了解和掌握患者的腹部状态，发现患者所存在的症状和体征，为提出腹部疾病患者的主要护理诊断提供参考依据。

项目	项目内容	技术要求
素质要求	仪表举止	•仪表大方，举止端庄，态度和蔼，面带微笑
	服装服饰	•服装、鞋帽整洁，发型、着装符合要求
操作准备	环境准备	•环境安全舒适，保护被检者隐私
	用物准备	•用物齐全，摆放合理
	护士准备	•洗手（七步洗手法）、戴口罩
操作流程	视诊	•受检者取仰卧位，双上肢置于躯干两侧，平静呼吸，检查者帮助受检者充分暴露腹部。检查者位于右侧，先直视，后取切线位视诊受检者腹部外形、腹壁皮肤、腹壁静脉、腹式呼吸运动及有无胃肠型及蠕动波
	听诊	•检查者将听诊器置于受检者脐部附近腹壁上听诊肠鸣音，至少 1 min。注意肠鸣音的次数、音调和音响，同时注意是否有振水音、血管杂音
	叩诊	•肝区叩击痛：被检者仰卧。检查者左手掌平置于被检者肝脏体表部位，右手握拳，用尺侧缘以轻至中等力量叩击左手背，并双侧对比 •移动性浊音：受检者仰卧，检查者采用指指叩诊法自脐水平向左叩至浊音时，固定板指，嘱受检者右侧卧，向下叩至浊音时，固定板指，嘱受检者左侧卧，再叩，听取音调的改变。若浊音区随体位的改变而变化，即为移动性浊音阳性 •肋脊角叩击痛：受检者取坐位或侧卧位，检查者以左手掌平置于受检者肋脊角处，右手握拳以轻至中等力量叩击左手背，询问受检者有无疼痛
	触诊	•全腹：受检者取仰卧位，屈膝屈髋，两手置于躯干两侧。检查者位于被检者右侧，以手指并拢的右手，自无病变的部位开始，通常自左下腹部开始，逆时针方向逐个浅触诊腹部九个区，了解腹壁紧张度，有无压痛、肿块等。然后逐个深触诊腹部九个区，了解腹内有无深部病变及脏器情况，注意腹部疼痛的部位。一般被检者诉疼痛的部位多为病变所在的部位 •麦氏点压痛与反跳痛：深部触诊至右下腹部时，检查者以右手并拢的 2~3 个手指，于脐与右髂前上棘连线中、外 1/3 交界处由浅入深地触压腹部，询问受检者有无疼痛。若有压痛，检查者手指在疼痛处停留片刻，待压痛感觉趋于稳定后，迅速抬起手指，观察受检者的疼痛有无骤然加重 •肝脏触诊：右锁骨中线上单手法触诊肝脏时，检查者将右手平置于受检者右锁骨中线上髂前上棘水平，4 指并拢，掌指关节伸直，示指前端的桡侧与肋缘平行或示指与中指的指端指向肋缘。嘱受检者行缓慢的腹式深呼吸。呼气时，检查者指端随下陷的腹壁压向深部；吸气时，触诊的指端向前上迎触下移的肝脏，稍落后于腹壁再抬起，如此反复，逐渐触向肋缘；右锁骨中线上双手法触诊肝脏时，检查者，左手手掌置于受检者右腰部，将肝脏向上托起，拇指张开置于右季肋部，限制右下胸扩张，右手位置及触诊法同单手触诊；前正中线上双手法触诊肝脏时，左手掌置于胸骨下缘，限制胸廓扩张，右手触诊同单手法 •胆囊压痛点检查：受检者仰卧，双下肢屈曲，两手置于身体两侧。检查者将左手掌平置于受检者右肋缘部位，拇指指腹以中等度压力勾压于右肋缘与腹直肌外缘交界处，然后嘱受检者缓慢深吸气，观察受检者有无疼痛，同时观察受检者在深吸气时有无突然屏气 •脾脏触诊：将左手置于受检者左季肋部第 7 至 10 肋的后方，将脾脏从后方向前托起，右手平置于腹部，指端与左肋弓垂直，自髂前上棘水平开始随受检者腹式深呼吸自下而上逐渐移向左肋弓。如仰卧位未能触及脾脏，嘱受检者右侧卧位，右下肢伸直，左下肢屈髋屈膝再触诊
	洗手	•七步洗手法 •报告操作完毕（计时结束）
综合评价	规范熟练	•操作熟练，流程合理，动作轻柔，保护被检者隐私
	人文关怀	•观察并询问被检者反应，与被检者沟通，体现人文关怀

四、评分标准

项目		要求	分值	得分	备注
素质要求（10分）		•微笑服务、态度和蔼、语言恰当 •衣帽整洁，仪表大方，举止端庄	5 5		
操作前准备（10分）	环境	•环境安全舒适，保护被检者隐私	3		
	护士	•衣帽整洁、洗手、戴口罩	2		
	物品	•放置合理 •物品准备齐全	2 3		
操作流程（60分）	视诊	•光线充足柔和，切线位观察腹部外形 •是否对称平坦、有无膨隆、凹陷、舟状腹 •呼吸运动：呼吸是否自如，胸式呼吸或腹式呼吸为主 •有无腹壁静脉曲张，曲张时检查血流方向 •有无胃肠型及蠕动波	2 2 2 2 2		
	听诊	•肠鸣音听诊部位：脐部或右下腹部 •听诊时间 1 min •报告：正常 4~5 次 / min •血管杂音：腹中部-腹主动脉；上腹部两侧-肾动脉；下腹部两侧-髂动脉；双侧腹股沟-股动脉；脐周-静脉性杂音 •振水音：胃泡区有无振水音	2 2 2 2 2		
	叩诊	•肝区叩击痛：右锁骨中线第二前肋间开始，由清音变为浊音为肝浊音界即肝上界，正常肝上界位于右侧第五前肋间 •腹部鼓音区沿右锁骨中线或正中线向上叩，由鼓音转为浊音处即为肝下界 •肝区叩痛有无 •移动性浊音：患者仰卧，医生立于患者右侧 •先从腹中部脐平面开始向左侧叩诊，直达左侧髂腰肌边缘 •叩诊变为浊音时叩诊板指位置固定（不离开皮肤），嘱患者向右侧卧位 •重新叩诊该处，听取音调有无变化 •然后向右侧移动叩诊直达浊音区，叩诊板指固定，嘱患者向左侧翻身作左侧卧位 •再次叩诊，听取音调之改变 •肋脊角叩诊：患者取坐位或侧卧位 •检查者用左手掌平放在其肋脊角（肾区）处 •右手握拳由轻到中等的力量叩击左手背	2 2 1 1 2 2 1 2 1 2 2 2		

续表

项目		要求	分值	得分	备注
操作流程（60分）	触诊	•多用深部滑行触诊或双手触诊法或勾指触诊	1		
操作流程（60分）	触诊	•手指与肋缘大致平行放于患者右锁骨中线	1		
操作流程（60分）	触诊	•从脐水平逐渐向上，必要时从髂前上棘或更低平面开始	1		
操作流程（60分）	触诊	•手落后于腹壁抬起，先于腹壁下去	1		
操作流程（60分）	触诊	•同法继续在前正中线检查从脐水平逐渐向上	2		
操作流程（60分）	触诊	•记录肝脏在右锁骨中线肋弓下（平静吸气状态测量），以“cm”表示	2		
操作流程（60分）	触诊	•注意大小、质地、边缘和表面状态、压痛（肝颈静脉回流）、搏动及肝区摩擦感	2		
操作流程（60分）	触诊	•肿大的胆囊用深部滑行触诊	2		
操作流程（60分）	触诊	•被检者以左手掌平放于患者右胸下部，以拇指腹勾压于右肋下胆囊点处嘱患者缓慢深吸气	2		
操作流程（60分）	触诊	•吸气过程中胆囊下移碰到用力按压的拇指，即可引起疼痛，此为胆囊触痛	2		
操作流程（60分）	触诊	•因剧烈疼痛而致吸气终止称墨菲征阳性，否则为阴性	2		
操作流程（60分）	触诊	•麦氏点压痛及反跳痛	2		
操作后（5分）	整理	•桌椅归原位	2		
操作后（5分）	整理	•床单位整洁	1		
操作后（5分）	记录	•洗手，记录	2		
评价（15分）	操作流程	•操作熟练，流程合理，动作轻柔，保护被检者隐私	5		
评价（15分）	操作流程	•观察并询问被检者反应，与被检者沟通，体现人文关怀	5		
评价（15分）	提问		5		
总分			100		

五、注意事项

1. 被检查者须放松并充分暴露腹部。
2. 触诊肝脾时一定要配合呼吸运动。
3. 评估时动作要轻柔，不要增加被检者的痛苦。

（毛娅玲）

任务七　脊柱、四肢的评估

一、实训目标

1. 学会脊柱、四肢的检查方法。
2. 掌握脊柱、四肢异常表现的临床意义。

二、实训用物

叩诊锤、棉签。

三、操作标准及技术要求

操作目的：了解和掌握患者的脊柱和四肢状态，发现患者所存在的症状和体征，为护理诊断提供参考依据。

项目	项目内容	技术要求
素质要求	仪表举止	•仪表大方，举止端庄，态度和蔼，面带微笑
	服装服饰	•服装、鞋帽整洁，发型、着装符合要求
操作准备	环境准备	•环境安全舒适，保护被检查者隐私
	用物准备	•用物齐全，摆放合理
	护士准备	•洗手（七步洗手法）、戴口罩
操作流程	脊柱检查	•弯曲度：嘱受检者肌肉放松，上肢自然下垂。检查者从侧面观察受检者脊柱有无前凸或后凸畸形，从背面观察受检者有无侧凸畸形；或让受检者取坐位，上半身前倾 15°，充分暴露背部。检查者用右手拇指与示指自颈椎沿脊柱两侧自上而下用力按压，观察按压后显现的红线有无偏离正中线，以判断受检查者有无侧凸畸形 •脊柱压痛：受检者取坐位。检查者立于被检者背后，自上而下逐个按压每个脊柱棘突、棘间韧带和椎旁肌肉，观察被检者有无压痛 •脊柱叩击痛：可采用直接叩诊法和间接叩诊法检查。直接叩诊时，检查者以叩诊锤直接叩击各脊柱棘突，多用于胸、腰段脊柱检查，询问被检者有无疼痛。间接叩诊法时，检查者将左手掌面置于受检者头部，右手握拳用小鱼际部叩击左手背，询问受检者有无疼痛 •脊柱活动度：检查者嘱被检者受检者主动做颈部和腰部前屈、后伸、左右侧弯及左右旋转动作，观察有无活动受限。检查颈椎活动度时应固定双肩，检查腰椎活动度时应固定髋部。正常颈部前屈 45°，后伸 45°，左右侧弯各 45°，左右旋转各 60°。腰部前屈 45°，后伸 30°，左右侧弯各 30°，左右旋转各 45°
	肢体检查	•上肢与关节形态：检查者视诊受检者双侧上肢外形、皮肤、双手和指甲，观察皮肤与指甲的颜色、有无皮疹、出血点及形态异常。 •上肢与关节运动：嘱受检者作手指展开、握拳、拇指对掌运动 •检查腕关节运动：嘱受检者作手腕背伸、掌屈运动 •检查肘关节运动：嘱受检者作屈肘、伸肘运动 •下肢与关节形态：检查者视诊受检者双侧下肢外形、皮肤，有无静脉曲张、足内外翻等。观察检查者分别于被检者左右下肢胫前及踝部施加压力，检查被检者双下肢有无凹陷性水肿 •检查踝关节运动：嘱被检者做踝背伸、跖屈、内翻、外翻动作 •检查膝关节运动：检查者一手置于被检者膝部，一手扶持被检者踝关节前方，分别做左右下肢的外展、内收、屈曲、外旋和内旋动作 •检查髋关节运动：检查者一手置于被检者膝部，一手拖起被检者大腿，分别做大腿的外展、内收、屈曲、外旋和内旋动作，等自行运动的被检者也可在指导下运动
	洗手	•七步洗手法 •报告操作完毕

续表

项目	项目内容	技术要求
综合评价	规范熟练	• 操作熟练，流程合理，动作轻柔，保护被检者隐私
	人文关怀	• 观察并询问被检者反应，与被检者沟通，体现人文关怀

四、评分标准

项目		要求	分值	得分	备注
素质要求（10 分）		• 微笑服务、态度和蔼、语言恰当 • 衣帽整洁，仪表大方，举止端庄	5 5		
操作前准备（10 分）	环境	• 环境安静、光线及温度合适，保护被检者隐私	3		
	护士	• 衣帽整洁、洗手、戴口罩	2		
	物品	• 放置合理 • 物品准备齐全	2 3		
操作流程（60 分）	脊柱四肢检查	• 评估脊柱的弯曲度，注意有无前凸、后凸、侧凸 • 评估脊柱有无压痛 • 评估脊柱有无叩击痛 • 评估脊柱的活动度（主要是颈椎） • 评估上肢有无皮疹、出血点 • 评估指关节运动状态 • 评估腕关节运动状态 • 评估肘关节运动状态 • 评估有无膝内、外翻 • 评估有无足内、外翻 • 评估有无下肢静脉曲张 • 评估有无下肢水肿 • 评估踝关节运动状态 • 评估膝关节运动状态 • 评估髋关节运动状态	5 3 2 5 3 2 3 2 5 5 5 5 5 5 5		
操作后（5 分）	整理	• 桌椅归原位 • 床单位整洁	2 1		
	记录	• 洗手，记录	2		
评价（15 分）	操作流程	• 操作熟练，流程合理，动作轻柔，保护被检者隐私 • 观察并询问被检者反应，与被检者沟通，体现人文关怀	5 5		
	提问		5		
总分			100		

五、注意事项

1. 要在自然光线下进行检查。

2. 环境温度要适宜。
3. 检查要认真仔细。

（毛丹）

任务八　心电图的描记方法

一、实训目标

1. 学会心电图导联的连接与心电图描记的操作方法。
2. 熟悉阅读心电图的过程与测量。
3. 能规范进行心电图报告的剪贴、标记。
4. 识记正常心电图的各波、段和间期。
5. 在描记过程中能始终表现出对评估对象的关心、爱心和责任心。

二、实训用物

心电图机及相关连接导线和电极板、导电胶或生理盐水（或乙醇）、棉签、常规12导联正常心电图卡片、分规、纸笔。

三、操作标准及技术要求

操作目的：明确和诊断各种心律失常、传导障碍及心肌梗死；用于手术麻醉、药物观察的心电监测；为护理诊断提供参考依据。

项目	项目内容	技术要求
素质要求	仪表举止	•仪表大方，举止端庄，态度和蔼，面带微笑
	服装服饰	•服装、鞋帽整洁，发型、着装符合要求
操作准备	环境准备	•室内温暖，以免寒冷导致肌肉颤动造成肌电干扰；检查床宽度适宜，以避免肌肉紧张产生肌电干扰；如使用交流电源，必须接地线
	用物准备	•心电图机旁不摆放其他电器和用具
	护士准备	•洗手（七步洗手法）、戴口罩

续表

项目	项目内容	技术要求
操作流程	受检者准备	•受检者取平卧位，暴露电极安放部位，取下金属饰品及手表，呼吸平稳、肌肉放松，避免躯体与四肢移动或接触铁床 •在受检者两上肢腕关节上方屈侧和两下肢内踝上布擦净皮肤后涂导电糊，也可涂乙醇或生理盐水，电极板紧贴皮肤并固定，保持松紧适度 •保护患者隐私，注意屏风遮挡
	电极放置	•肢体导联连接：分别将 4 根较长导联线的电极板按照红、黄、蓝、黑放置于右上肢、左上肢、左下肢、右下肢 •胸导联连接：分别将 6 根较短导线的电极板按照所标记颜色放置于胸部不同位置：红色置于胸骨右缘第 4 肋间（V1），黄色置于胸骨左缘第 4 肋间（V2），棕色置于左锁骨中线第 5 肋间（V4），绿色置于 V2 与 V4 的中点（V3），黑色置于左腋前线 V4 水平（V5），紫色置于左腋中线 V4 水平（V6）
	心电图描记	•接通电源及地线，选择走纸速度 25 mm/s，定准电压 1 mV=10 mm，并根据描记情况调整定准电压 1 mV=20 mm 或 1 mV=5 mm，将记录笔调至记录纸的中心线上 •依次记录Ⅰ、Ⅱ、Ⅲ、aVR、aVL、aVF 及 V1~V6 导联心电图，每导联记录 3~5 个心室波 •心电图描记完毕，在心电图纸上注明受检人的姓名、性别、年龄、记录时间并标注各导联并分析出该受检者心率及心电图是否存在问题
	洗手	•七步洗手法 •报告操作完毕
综合评价	规范熟练	•操作熟练，流程合理，动作轻柔，保护被检者隐私
	人文关怀	•观察并询问被检者反应，与被检者沟通，体现人文关怀

四、评分标准

项目		要求	分值	得分	备注
素质要求（10 分）		•微笑服务、态度和蔼、语言恰当 •衣帽整洁，仪表大方，举止端庄	5 5		
操作前准备（10 分）	环境	•环境安静、光线及温度合适，保护被检者隐私	3		
	护士	•衣帽整洁、洗手、戴口罩	2		
	物品	•放置合理 •物品准备齐全	2 3		
操作流程（60 分）	心电图描记	•受检者位置摆放正确 •皮肤处理正确 •保护受检者隐私 •肢体导联连接正确 •胸导联连接正确 •走纸速度和定准电压调整正确，记录笔位于记录纸中心线上 •正确描记 12 导联心电图并按要求标注相关内容 •对该心电图纸进行分析和判断	2 3 5 8 10 10 12 10		

续表

项目		要求	分值	得分	备注
操作后（5分）	整理	•桌椅归原位 •床单位整洁	2 1		
	记录	•洗手，记录	2		
评价（15分）	操作流程	•操作熟练，流程合理，动作轻柔，保护被检者隐私 •观察并询问被检者反应，与被检者沟通，体现人文关怀	5 5		
	提问		5		
总分			100		

五、注意事项

1. 操作时向被评估者说明检查目的，做好解释，以消除其紧张情绪，并取下金属饰品、电子表和随身电子产品。

2. 检查床最好是木床，如为铁床要注意绝缘。

3. 描记的心电图上要把各导联标识清楚，并把心电图剪贴在实训报告单上。

4. 操作过程中始终体现人文关怀。

（毛娅玲）